考研神器系列图书

考研神器中医综合速记填空本

# 中医内科学

田磊◎编著

中国中医药出版社

·北 京·

**图书在版编目（CIP）数据**

考研神器中医综合速记填空本．中医内科学/田磊编著．
—北京：中国中医药出版社，2019.4
（考研神器系列图书）
ISBN 978 – 7 – 5132 – 5324 – 6

Ⅰ.①考…　Ⅱ.①田…　Ⅲ.①中医内科学 – 研究生 – 入学
考试 – 自学参考资料　Ⅳ.①R2

中国版本图书馆 CIP 数据核字（2018）第 263476 号

---

**中国中医药出版社出版**
北京经济技术开发区科创十三街 31 号院二区 8 号楼
邮政编码　100176
传真　010 – 64405750
河北仁润印刷有限公司印刷
各地新华书店经销

开本 880 × 1230　1/64　印张 6.25　字数 269 千字
2019 年 4 月第 1 版　2019 年 4 月第 1 次印刷
书号　ISBN 978 – 7 – 5132 – 5324 – 6

定价　19.00 元
网址　www.cptcm.com

**社 长 热 线　010 – 64405720**
**购 书 热 线　010 – 89535836**
**维 权 打 假　010 – 64405753**

**微信服务号　zgzyycbs**
**微商城网址　https://kdt.im/LIdUGr**
**官 方 微 博　http://e.weibo.com/cptcm**
**天猫旗舰店网址　https://zgzyycbs.tmall.com**

如有印装质量问题请与本社出版部联系（010 – 64405510）
版权专有　侵权必究

# 考研神器系列图书

## 编委会

# 编写说明

　　"中医综合"是全国硕士研究生入学考试统考科目之一，是为高等院校和科研院所招收中医药专业硕士研究生而设置的具有选拔性质的考试科目。考察知识面极广，出题思路灵活，试题难度很大。

　　对于广大考生而言，记忆无疑是复习过程中令人望而生畏却又不得不跨越的一道难关。"中医综合"考查的内容中包含大量的记忆性知识点。特别是中药学、方剂学、针灸学等科目，其学科特点要求学习者需准确背诵大量内容，素有"针药剂，真要记"的戏称。

　　面对这样的难关，许多考生产生了拖延心理，妄图通过突击来快速冲关。然而事实告诉我们，考前突击这些基础内容并不能达到理想的效果，且没有中药学、方剂学这些科目作为扎实的基础，临床科目的复习也会受到影响，更何谈在激烈的竞争中脱颖而出，成为一名研究生。

　　为了帮助大家解决记忆难的问题，我们编写了这套考研神器系列图书。本丛书具备以下四大优点：

1. 浓缩大纲菁华，以填空的形式，突出重点内容，边记边背，可念可测，背练合一，事半功倍。

2. 一科一本，随用随记，符合"分散记忆，不断重复"的科学记忆方法。

3. 尺寸袖珍，便于携带，能够整合学习者的零碎时间。

4. 以歌诀、趣记、表格等多种形式帮助记忆。

5. 免费赠送相关内容名师详解视频课程（扫一扫书中的二维码，即可观看），方便读者根据自己的情况随时学习。

滴水石穿非一日之功，冰冻三尺非一日之寒。医学的道路中少有捷径，每日积累，夯实基础，才是指向目标的通衢大道。

田磊

2019 年 1 月

# 目　录

# 第一章　肺系病证

## 第一节　感　冒

### 一、概念及源流

1. 概念

感冒临床表现以鼻塞、流涕、喷嚏、咳嗽、头痛、____、____、全身不适、脉____为其特征。

2. 源流

| 年代·作者·著作 | 主要贡献 |
|---|---|
| | 感冒病名出自本书 |
| | 提出本病病位在肺，治疗应分立辛温、辛凉两大法则 |
| _____时期 | 多将感冒与伤风互称 |
| 清_____ | 明确提出"时行感冒"病名 |

# 第一章　肺系病证

## 第一节　感　冒

### 一、概念及源流

1. 概念

感冒临床表现以鼻塞、流涕、喷嚏、咳嗽、头痛、恶寒、发热、全身不适、脉浮为其特征。

2. 源流

| 年代·作者·著作 | 主要贡献 |
|---|---|
| 宋·杨士瀛《仁斋直指方》 | 感冒病名出自本书 |
| 元·朱丹溪《丹溪心法》 | 提出本病病位在肺，治疗应分立辛温、辛凉两大法则 |
| 明清时期 | 多将感冒与伤风互称 |
| 清《类证治裁》 | 明确提出"时行感冒"病名 |

## 二、病因病机

| 病因 | 外感____，____为主因；_____伤人 |
|---|---|
| 基本病机 | 邪犯____，_____不和 |
| 外邪侵犯肺卫的途径 | 或从____而入，或从____内侵 |

## 三、鉴别诊断

1. 感冒与时行感冒的鉴别

普通感冒病情较____，全身症状____，____明显流行特点。时行感冒病情较____，发病____，全身症状_____，具有广泛的_____、____。

2. 感冒与风温病早期的鉴别

风温病势____，_____甚至高热，_____，_____较剧，甚至出现神志____、____、____等传变入里的证候。感冒发热一般_____，病势____，____传变，病程____，预后____。

## 四、治疗原则

感冒的治疗原则为_____。

## 二、病因病机

| 病因 | 外感六淫，风为主因；时行疫毒伤人 |
|---|---|
| 基本病机 | 邪犯肺卫，卫表不和 |
| 外邪侵犯肺卫的途径 | 或从口鼻而入，或从皮毛内侵 |

## 三、鉴别诊断

1. 感冒与时行感冒的鉴别

普通感冒病情较轻，全身症状不重，无明显流行特点。时行感冒病情较重，发病急，全身症状显著，具有广泛的传染性、流行性。

2. 感冒与风温病早期的鉴别

风温病势急骤，寒战发热甚至高热，咳嗽胸痛，头痛较剧，甚至出现神志昏迷、惊厥、谵妄等传变入里的证候。感冒发热一般不高或不发热，病势轻，不传变，病程短，预后良好。

## 四、治疗原则

感冒的治疗原则为解表达邪。

## 五、分证论治

| 证型 | 辨证要点 | 治法 | 代表方 |
|---|---|---|---|
| | 恶寒重，发热轻，脉浮或浮紧 | 辛温解表 | |
| | 身热较著，微恶风，舌边尖红，脉浮数 | 辛凉解表 | |
| | 身热，微恶风，肢体酸重疼痛，头昏重胀痛，脉濡数 | | |
| 气虚感冒 | 恶寒甚，发热，咯痰无力，神疲气短，反复易感，脉浮而无力 | | |
| | 身热，微恶风寒，心烦，干咳少痰，舌红少苔，脉细数 | | |

## 五、分证论治

| 证型 | 辨证要点 | 治法 | 代表方 |
|------|----------|------|--------|
| 风寒束表 | 恶寒重，发热轻，脉浮或浮紧 | 辛温解表 | 荆防达表汤或荆防败毒散加减 |
| 风热犯表 | 身热较著，微恶风，舌边尖红，脉浮数 | 辛凉解表 | 银翘散或葱豉桔梗汤加减 |
| 暑湿伤表 | 身热，微恶风，肢体酸重疼痛，头昏重胀痛，脉濡数 | 清暑祛湿解表 | 新加香薷饮加减 |
| 气虚感冒 | 恶寒甚，发热，咯痰无力，神疲气短，反复易感，脉浮而无力 | 益气解表 | 参苏饮加减 |
| 阴虚感冒 | 身热，微恶风寒，心烦，干咳少痰，舌红少苔，脉细数 | 滋阴解表 | 加减葳蕤汤加减 |

### 速记歌诀

感冒四时风邪袭，咳嗽头疼流鼻涕，
恶寒发热身不适，解法由表实立，
荆防银翘香薷饮，风寒风热暑湿歧，
尚有气虚参苏施，加减葳蕤滋阴虚。

# 第二节　咳　嗽

## 一、概念及源流

1. 概念

咳嗽是指肺失宣降，_____，咳吐痰液而言，为肺系疾病的主要证候之一。分别言之，有声无痰为咳，有痰无声为嗽，一般多为痰声并见，难以截然分开，故以咳嗽并称。

2. 源流

| 年代·作者·著作 | 主要贡献 |
| --- | --- |
| | 咳嗽病名最早见于_____ |
| | 指出："肺体属金，譬若钟然，钟非叩不鸣，风寒暑湿燥火，六淫之邪，自外击之则鸣，劳欲情志，饮食炙煿之火自内攻之则亦鸣。"提示咳嗽是内、外病邪犯肺，肺脏为了祛邪外达所产生的一种病理反应 |
| | 确将咳嗽分为外感、内伤两大类 |

## 二、病因病机

1. 常见病因

| 外因 | ____之邪，侵袭____。常以____为先导，或夹寒，或夹热，或夹燥，表现为风寒、风热、风燥相合为病 |
| --- | --- |
| 内因 | ____失调，内邪干肺。其他脏腑病变涉及肺和肺脏自病。他脏及肺有____、____。肺脏自病者，常因肺系疾病迁延不愈，阴伤气耗 |

# 第二节　咳　嗽

## 一、概念及源流

1. 概念

咳嗽是指肺失宣降，肺气上逆作声，咳吐痰液而言，为肺系疾病的主要证候之一。分别言之，有声无痰为咳，有痰无声为嗽，一般多为痰声并见，难以截然分开，故以咳嗽并称。

2. 源流

| 年代·作者·著作 | 主要贡献 |
|---|---|
| 《黄帝内经》 | 咳嗽病名最早见于《内经》 |
| 《医学心悟》 | 指出："肺体属金，譬若钟然，钟非叩不鸣，风寒暑湿燥火，六淫之邪，自外击之则鸣，劳欲情志，饮食炙煿之火自内攻之则亦鸣。"提示咳嗽是内、外病邪犯肺，肺脏为了祛邪外达所产生的一种病理反应 |
| 《景岳全书》 | 确将咳嗽分为外感、内伤两大类 |

## 二、病因病机

1. 常见病因

| 外因 | 六淫之邪，侵袭肺系。常以风为先导，或夹寒，或夹热，或夹燥，表现为风寒、风热、风燥相合为病 |
|---|---|
| 内因 | 脏腑功能失调，内邪干肺。其他脏腑病变涉及肺和肺脏自病。他脏及肺有饮食不调、情志不遂。肺脏自病者，常因肺系疾病迁延不愈，阴伤气耗 |

2. 病机及转化

| 病变部位 | 主脏在 ____，与 _____、____有关，久则及 _____ |
|---|---|
| 基本病机 | 邪犯于 ____，_____ |
| 病理性质 | 外感咳嗽属于 ____，为 _____ 犯肺，肺气壅遏不畅所致 |
| | 内伤咳嗽，属邪实与正虚并见，病理因素主要为 _____ |

## 三、辨证要点与治疗原则

1. 辨证要点
首先辨 _____，次辨 _____。
2. 治疗原则
外感咳嗽属于 ____，治以 _____。内伤咳嗽，多属
_____。标实为主者，治以 _____；本虚为主者，治以
_____。

2. 病机及转化

| 病变部位 | 主脏在肺，与肝、脾有关，久则及肾 |
|---|---|
| 基本病机 | 邪犯于肺，肺气上逆 |
| 病理性质 | 外感咳嗽属于邪实，为六淫外邪犯肺，肺气壅遏不畅所致 |
| | 内伤咳嗽，属邪实与正虚并见，病理因素主要为"痰"与"火" |

## 三、辨证要点与治疗原则

1. 辨证要点
首先辨外感内伤，次辨证候虚实。
2. 治疗原则
外感咳嗽属于邪实，治以祛邪利肺。内伤咳嗽，多属邪实正虚。标实为主者，治以祛邪止咳；本虚为主者，治以扶正补虚。

## 四、分证论治

| 证型 | 辨证要点 | 治法 | 代表方 |
|---|---|---|---|
| 外感咳嗽 | 咳嗽声重，气急，咳痰稀薄色白，脉浮或浮紧 | 疏风散寒，宣肺止咳 | |
| | 咳嗽频剧，喉燥咽痛，痰黏稠或黄，流黄涕，脉浮数或浮滑 | | |
| | 干咳，咽喉干痛，唇鼻干燥，无痰或痰少，舌质红干而少津，脉浮数或小数 | | |
| 内伤咳嗽 | 咳声重浊，痰多，因痰而嗽，痰出咳平，痰黏腻或稠厚成块，舌苔白腻，脉象濡滑 | | |
| | 咳嗽气息粗促，痰多质黏厚或稠黄，口干而黏，舌红，苔薄腻，脉滑数 | 清热肃肺，豁痰止咳 | |
| | 上气咳逆阵作，咽干口苦，胸胁胀痛，咳时引痛，随情绪波动而增减，舌红，苔薄黄少津，脉弦数 | | |

## 四、分证论治

| 证型 | | 辨证要点 | 治法 | 代表方 |
|---|---|---|---|---|
| 外感咳嗽 | 风寒袭肺 | 咳嗽声重，气急，痰稀薄色白，脉浮或浮紧 | 疏风散寒，宣肺止咳 | 三拗汤合止嗽散加减 |
| | 风热犯肺 | 咳嗽频剧，喉燥咽痛，痰黏稠或黄，流黄涕，脉浮数或浮滑 | 疏风清热，宣肺止咳 | 桑菊饮加减 |
| | 风燥伤肺温燥 | 干咳，咽喉干痛，唇鼻干燥，无痰或痰少，舌质红干而少津，脉浮数或小数 | 疏风清肺，润燥止咳 | 桑杏汤加减 |
| 内伤咳嗽 | 痰湿蕴肺 | 咳声重浊，痰多，因痰而嗽，痰出咳平，痰黏腻或稠厚成块，舌苔白腻，脉象濡滑 | 燥湿化痰，理气止咳 | 二陈平胃散合三子养亲汤加减 |
| | 痰热郁肺 | 咳嗽气息粗促，痰多质黏厚或稠黄，口干而黏，舌红，苔薄黄腻，脉滑数 | 清热肃肺，豁痰止咳 | 清金化痰汤加减 |
| | 肝火犯肺 | 上气咳逆阵作，咽干口苦，胸胁胀痛，咳时引痛，随情绪波动而增减，舌红，苔薄黄少津，脉弦数 | 清肺泻肝，顺气降火 | 黛蛤散合泻白散加减 |

续表

| 证型 | | 辨证要点 | 治法 | 代表方 |
|---|---|---|---|---|
| 内伤咳嗽 | 肺阴亏耗 | 干咳，口干咽燥，潮热盗汗，颧红，舌质红少苔，脉细数 | | |

## 【加减】

1. 外感咳嗽

风热犯肺：若夏令夹暑，加_____。

2. 内伤咳嗽

痰湿蕴肺：症状平稳后用_____，或合_____。

痰热郁肺：中成药可用_____。

肺阴亏耗：中成药可用_____。

续表

| 证型 | | 辨证要点 | 治法 | 代表方 |
|---|---|---|---|---|
| 内伤咳嗽 | 肺阴亏耗 | 干咳，口干咽燥，潮热盗汗，颧红，舌质红少苔，脉细数 | 滋阴润肺，化痰止咳 | 沙参麦冬汤加减 |

## 【加减】

1. 外感咳嗽

风热犯肺：若夏令夹暑，加六一散。

2. 内伤咳嗽

痰湿蕴肺：症状平稳后用六君子丸，或合杏苏二陈丸。

痰热郁肺：中成药可用蛇胆川贝散。

肺阴亏耗：中成药可用百合固金丸。

### 速记歌诀

咳为肺病气上逆，外感内伤两大纲，

风寒三拗止嗽用，热菊燥杏俱有桑，

二陈三子法痰湿，内伤痰热清金方，

肝火泻白黛蛤合，肺亏沙参麦冬尝。

# 第三节　哮　病

## 一、概念及源流

1. 概念

哮病是一种发作性的痰鸣气喘疾患。临床以喉中
_____，呼吸气促困难，甚则喘息不能平卧为特征。

2. 源流

| 年代·作者·著作 | 主要贡献 |
|---|---|
|  | 首创哮喘病名，认为"哮喘专主于痰"，提出"未发以扶正气为主，既发以攻邪气为急"的治疗原则 |
|  | 进一步对哮与喘做了明确的区分，指出"哮以____言，喘以____言" |

## 二、病因病机

1. 常见病因

外邪侵袭、_____、_____、体虚病后。

# 第三节 哮 病

## 一、概念及源流

1. 概念

哮病是一种发作性的痰鸣气喘疾患。临床以喉中哮鸣有声，呼吸气促困难，甚则喘息不能平卧为特征。

2. 源流

| 年代·作者·著作 | 主要贡献 |
|---|---|
| 元·朱丹溪《丹溪心法》 | 首创哮喘病名，认为"哮喘专主于痰"，提出"未发以扶正气为主，既发以攻邪气为急"的治疗原则 |
| 明·虞抟《医学正传》 | 进一步对哮与喘做了明确的区分，指出"哮以声响言，喘以气息言" |

## 二、病因病机

1. 常见病因

外邪侵袭、饮食不当、情志刺激、体虚病后。

2. 主要病机

| 病位 | 主要在____，关系到_____、_____ |
|---|---|
| 基本病机 | _____，_____功能失常 |
| 病机特点 | ①病理因素以____为主；<br>②发作时的病理环节为_____，以____为主；<br>③哮病发生是由于发病的潜在____，因各种诱因（如_____、_____、_____、_____等）诱发。这些诱因每多错杂相关，其中尤以_____为主 |

## 三、鉴别诊断

哮病与喘证的鉴别
哮病和喘证都有_____、_____的表现。哮_____，
但喘_____。

## 四、辨证要点与治疗原则

1. 辨证要点
发时以____为主，而未发时以____为主。
2. 治疗原则
当以_____、_____为基本原则。发时_____、
_____，平时应_____。

2. 主要病机

| 病位 | 主要在肺，关系到脾、肾 |
|------|---------------------------|
| 基本病机 | 痰壅气道，肺气宣降功能失常 |
| 病机特点 | ①病理因素以痰为主；<br>②发作时的病理环节为痰阻气闭，以邪实为主；<br>③哮病发生是由于发病的潜在"夙根"，因各种诱因（如气候、饮食、情志、劳累等）诱发。这些诱因每多错杂相关，其中尤以气候变化为主 |

### 三、鉴别诊断

哮病与喘证的鉴别

哮病和喘证都有呼吸急促、困难的表现。哮必兼喘，但喘未必兼哮。

### 四、辨证要点与治疗原则

1. 辨证要点

发时以邪实为主，而未发时以正虚为主。

2. 治疗原则

当以"发时治标，平时治本"为基本原则。发时攻邪治标，祛痰利气，平时应扶正治本。

### 五、分证论治

| 证型 | | 辨证要点 | 治法 | 代表方 |
|---|---|---|---|---|
| 发作期 | | 喉中哮鸣如水鸡声，痰色白而多泡沫，形寒怕冷，舌苔白滑，脉弦紧或浮紧 | | |
| | | 喉中哮鸣如吼，咳痰色黄或白，黏浊稠厚，舌苔黄腻，脉滑数或弦滑 | 清热宣肺，化痰定喘 | |
| | | 喉中鸣息有声，呼吸急促，痰黏色黄，或黄白相兼，烦躁，发热恶寒，舌苔白腻、罩黄，舌尖边红，脉弦紧 | | |
| | | 喉中痰涎壅盛，声如拽锯，或鸣声如吹哨笛，咳痰黏腻难出，常傒忽来去，舌苔厚浊，脉滑实 | | |
| | 虚哮 | 喉中哮鸣如鼾，气短息促，口唇爪甲青紫，咳痰无力，舌质淡或偏红，或紫暗，脉沉细或细数 | | |

## 五、分证论治

| 证型 | | 辨证要点 | 治法 | 代表方 |
|---|---|---|---|---|
| 发作期 | 冷哮 | 喉中哮鸣如水鸡声，痰色白而多泡沫，形寒怕冷，舌苔白滑，脉弦紧或浮紧 | 宣肺散寒，化痰平喘 | 射干麻黄汤、小青龙汤加减 |
| | 热哮 | 喉中痰鸣如吼，咳痰色黄或白，黏浊稠厚，舌苔黄腻，脉滑数或弦滑 | 清热宣肺，化痰定喘 | 定喘汤、越婢加半夏汤加减 |
| | 寒包热哮 | 喉中鸣息有声，呼吸急促，痰黏色黄，或黄白相兼，烦躁，发热恶寒，舌苔白腻，罩黄，舌尖边红，脉弦紧 | 解表散寒，清化痰热 | 小青龙加石膏汤、厚朴麻黄汤加减 |
| | 风痰哮 | 喉中痰涎壅盛，声如拽锯，或鸣声如吹哨笛，咳痰黏腻难出，常倏忽来去，舌苔厚浊，脉滑实 | 祛风涤痰，降气平喘 | 三子养亲汤加味 |
| | 虚哮 | 喉中哮鸣如鼾，气短息促，口唇爪甲青紫，咳痰无力，舌质淡或偏红，或紫暗，脉沉细或细数 | 补肺纳肾，降气化痰 | 平喘固本汤加减 |

续表

| 证型 | 辨证要点 | 治法 | 代表方 |
|---|---|---|---|
| 缓解期 | 气短声低，痰稀白，自汗，常易感冒，倦怠无力，食少便溏，舌淡苔白，脉濡软 | 健脾益气，补土生金 | |
| | 短气息促，动则为甚，腰酸腿软，或五心烦热，颧红，舌红少苔，脉细数；或畏寒肢冷，面色苍白，舌苔淡白，脉沉细 | | |

**【加减】**

1. 发作期

冷哮证：中成药用＿＿＿。

风痰哮证：如痰壅喘急，必要时可暂予＿＿＿＿＿＿＿＿。

虚哮证：若患者哮证日久，四肢厥冷，舌青暗，脉浮大无根，为喘脱危证，选用＿＿＿＿＿＿＿、＿＿＿＿＿＿＿＿加减。

2. 缓解期

肺肾两虚：中成药用＿＿＿＿＿＿或＿＿＿＿＿＿＿＿。

续表

| 证型 | | 辨证要点 | 治法 | 代表方 |
|---|---|---|---|---|
| 缓解期 | 肺脾气虚 | 气短声低，痰稀白，自汗，常易感冒，倦怠无力，食少便溏，舌淡苔白，脉濡软 | 健脾益气，补土生金 | 六君子汤加减 |
| | 肺肾两虚 | 短气息促，动则为甚，腰酸腿软，或五心烦热，颧红，舌红少苔，脉细数；或畏寒肢冷，面色苍白，舌苔淡白，脉沉细 | 补肺益肾 | 生脉地黄汤合金水六君煎加减 |

## 【加减】

1. 发作期

冷哮证：中成药用冷哮丸。

风痰哮证：如痰壅喘急，必要时可暂予控涎丹。

虚哮证：若患者哮证日久，四肢厥冷，舌青暗，脉浮大无根，为喘脱危证，选用回阳急救汤、生脉饮加减。

2. 缓解期

肺肾两虚：中成药用河车大造丸或紫河车粉。

## 速记歌诀

哮证发作痰鸣喘，宿根新邪肺不宣，
邪实正虚辨标本，寒哮寒痰射麻专，
定喘汤方主热哮，三子养亲化风痰，
青龙石膏寒包热，虚哮固本最相关，
肺脾肾虚有主次，六君生脉金水煎。

# 第四节　喘　证

## 一、概念及源流

### 1. 概念

喘即_____、_____。临床表现以_____，甚至_____，_____，不能平卧为特征者，谓之喘证。

### 2. 源流

| 年代·作者·著作 | 主要贡献 |
|---|---|
|  | 喘证的记载最早见于_____。《灵枢·五阅五使》说"肺病者，喘息鼻张"；《灵枢·本脏》载"肺高则上气肩息" |
| 东汉·张仲景《金匮要略》 | 所言____即是指气喘、肩息、不能平卧的证候，辨证分____两大类，并列方治疗 |
|  | 把喘证归纳成虚实两大证。并提出"实喘者有邪，邪气实也；虚喘者无邪，元气虚也" |
| 清·叶天士《临证指南医案》 | 提出喘证_____，_____ |
|  | 提出喘证"喘由外感者治肺，由内伤者治肾" |

# 第四节　喘　证

## 一、概念及源流

1. 概念

喘即气喘、喘息。临床表现以呼吸困难，甚至张口抬肩，鼻翼扇动，不能平卧为特征者，谓之喘证。

2. 源流

| 年代·作者·著作 | 主要贡献 |
| --- | --- |
| 《黄帝内经》 | 喘证的记载最早见于《黄帝内经》。《灵枢·五阅五使》说"肺病者，喘息鼻张"；《灵枢·本脏》载"肺高则上气肩息" |
| 东汉·张仲景《金匮要略》 | 所言"上气"即是指气喘、肩息、不能平卧的证候，辨证分虚实两大类，并列方治疗 |
| 明·张景岳《景岳全书》 | 把喘证归纳成虚实两大证。并提出"实喘者有邪，邪气实也；虚喘者无邪，元气虚也" |
| 清·叶天士《临证指南医案》 | 提出喘证"在肺为实，在肾为虚" |
| 清·林珮琴《类证治裁》 | 提出喘证"喘由外感者治肺，由内伤者治肾" |

## 二、病因病机

1. 常见病因

常见病因分为 ____、____ 两大类。外感为 _____ 侵袭肺系；内伤为 _____ 内蕴、_____、久病劳欲等。

2. 主要病机及转化

| 病位 | 主要在 ____ 和 ____，涉及 ____ |
|---|---|
| 基本病机 | _____，宣降失职；或气无所主，_____ |
| 病理性质 | 有 ____ 之分。实喘在 ____，为外邪、痰浊、肝郁气逆，邪壅肺气，宣降不利所致；虚喘责之 ____，因阳气不足、阴精亏耗，而致肺肾出纳失常，且尤以 ____ 为主 |
| 病理演变 | 喘证的严重阶段，不但肺肾俱虚，亦可导致 ____，甚至出现喘汗致脱，____、_____ 的危重局面 |

## 三、辨证要点与治疗原则

1. 辨证要点

(1) 喘证的辨证首当分清 _____：实喘者呼吸 ____，____，气粗声高，伴有痰鸣咳嗽，脉数 _____，病势 ____；虚喘呼吸 ____，气怯声低，少有痰鸣咳嗽，脉象 _____，病势 _____，时轻时重，遇劳则甚。

(2) 实喘又当辨 _____。

(3) 虚喘应辨 ____、____、____、____。

## 二、病因病机

1. 常见病因

常见病因分为外感、内伤两大类。外感为六淫外邪侵袭肺系;内伤为痰浊内蕴、情志失调、久病劳欲等。

2. 主要病机及转化

| 病位 | 主要在肺和肾,涉及肝、脾 |
|------|------------------------|
| 基本病机 | 肺气上逆,宣降失职;或气无所主,肾失摄纳 |
| 病理性质 | 有虚实之分。实喘在肺,为外邪、痰浊、肝郁气逆,邪壅肺气,宣降不利所致;虚喘责之肺、肾,因阳气不足、阴精亏耗,而致肺肾出纳失常,且尤以气虚为主 |
| 病理演变 | 喘证的严重阶段,不但肺肾俱虚,亦可导致心气、心阳衰惫,甚至出现喘汗致脱,亡阴、亡阳的危重局面 |

## 三、辨证要点与治疗原则

1. 辨证要点

(1)喘证的辨证首当分清虚实:实喘者呼吸深长有余,呼出为快,气粗声高,伴有痰鸣咳嗽,脉数有力,病势多急;虚喘呼吸短促难续,深吸为快,气怯声低,少有痰鸣咳嗽,脉象微弱或浮大中空,病势徐缓,时轻时重,遇劳则甚。

(2)实喘又当辨外感、内伤。

(3)虚喘应辨肺虚、肾虚、心气虚、心阳衰弱。

2. 治疗原则

应分清虚实邪正。实喘治肺，以_____为主。虚喘以_____为主。

## 四、分证论治

| 证型 | | 辨证要点 | 治法 | 代表方 |
|---|---|---|---|---|
| 实喘 | 风寒壅肺 | 喘息咳逆，呼吸急促，头痛，恶寒，发热，苔薄白而滑，脉浮紧 | | |
| | | 喘逆上气，伴形寒，身热，苔薄白或罩黄，舌边红，脉浮数或滑 | | |
| | | 喘咳气涌，胸部胀痛，痰多质黏色黄或有血色，舌红，苔薄黄或腻，脉滑数 | 清热化痰，宣肺平喘 | |
| | | 喘而胸满闷塞，咳嗽痰多，黏腻色白，舌苔白腻，脉象滑或濡 | | |
| | | 每遇情志刺激而发，平素忧思抑郁，失眠心悸，脉弦 | | |
| 虚喘 | | 喘促短气，气怯声低，痰稀薄，自汗舌淡红或有苔剥，脉软弱或细数 | 补肺益气养阴 | |

2. 治疗原则

应分清虚实邪正。实喘治肺，以祛邪利气为主。虚喘以培补摄纳为主。

## 四、分证论治

| 证型 | | 辨证要点 | 治法 | 代表方 |
|---|---|---|---|---|
| 实喘 | 风寒壅肺 | 喘息咳逆，呼吸急促，头痛，恶寒，发热，苔薄白而滑，脉浮紧 | 宣肺散寒 | 麻黄汤合华盖散加减 |
| | 表寒肺热 | 喘逆上气，伴形寒，身热，苔薄白或罩黄，舌边红，脉浮数或滑 | 解表清里，化痰平喘 | 麻杏石甘汤加减 |
| | 痰热郁肺 | 喘咳气涌，胸部胀痛，痰多质黏色黄或有血色，舌红，苔薄黄或腻，脉滑数 | 清热化痰，宣肺平喘 | 桑白皮汤加减 |
| | 痰浊阻肺 | 喘而胸满闷塞，咳嗽痰多，黏腻色白，舌苔白腻，脉象滑或濡 | 祛痰降逆，宣肺平喘 | 二陈汤合三子养亲汤加减 |
| | 肺气郁痹 | 每遇情志刺激而发，平素忧思抑郁，失眠心悸，脉弦 | 开郁降气平喘 | 五磨饮子加减 |
| 虚喘 | 肺气虚耗 | 喘促短气，气怯声低，痰稀薄，自汗，舌淡红或有苔剥，脉软弱或细数 | 补肺益气养阴 | 生脉散合补肺汤加减 |

续表

| 证型 | 辨证要点 | 治法 | 代表方 |
|------|----------|------|--------|
| 虚喘 | 喘促日久，动则喘甚，呼多吸少，形瘦神惫，跗肿，汗出肢冷，苔白或黑而润滑，脉微细或沉弱；或面红烦躁，舌红少津，脉细数 | | |
| | 喘逆剧甚，张口抬肩，鼻扇气促，心悸汗出肢冷，脉浮大无根，或见歇止 | 扶阳固脱，镇摄肾气 | |

【加减】

肾虚不纳：肾阴虚者，可用＿＿＿＿＿＿＿＿加减。

续表

| 证型 | | 辨证要点 | 治法 | 代表方 |
|---|---|---|---|---|
| 虚喘 | 肾虚不纳 | 喘促日久，动则喘甚，呼多吸少，形瘦神惫，跗肿，汗出肢冷，苔白或黑而润滑，脉微细或沉弱；或面红烦躁，舌红少津，脉细数 | 补肾纳气 | 金匮肾气丸合参蛤散加减 |
| | 正虚喘脱 | 喘逆剧甚，张口抬肩，鼻扇气促，心悸汗出肢冷，脉浮大无根，或见歇止 | 扶阳固脱，镇摄肾气 | 参附汤送服黑锡丹，配蛤蚧粉 |

【加减】

　　肾虚不纳：肾阴虚者，可用七味都气丸合生脉散加减。

速记歌诀

　　喘分虚实肺肾关，张口抬肩鼻翼扇，
　　风寒痰郁里热型，麻黄桑白麻石甘，
　　痰浊二陈三子合，肺气郁痹五磨专，
　　生脉补肺脱参附，肾虚不纳参蛤散。

# 第五节　肺　痈

## 一、概念及源流

1. 概念

肺痈是肺叶生疮，形成脓肿的一种病证，属内痈之一。临床以咳嗽、____、发热、咳_____痰，甚则_____为主要特征。

2. 源流

| 年代·作者·著作 | 主要贡献 |
|---|---|
|  | 肺痈之病名首见于_____，书中有"咳而胸满振寒，脉数，咽干不渴，时出浊唾腥臭，久久吐脓如米粥者，为肺痈"的记载 |
|  | 创用苇茎汤以清热排脓、活血消痈，成为后世治疗本病之要方 |

## 二、病因病机

1. 常见病因

_____、_____、内外合邪。

## 第五节　肺　痈

### 一、概念及源流

1. 概念

肺痈是肺叶生疮，形成脓肿的一种病证，属内痈之一。临床以咳嗽、胸痛、发热、咳吐腥臭浊痰，甚则脓血相兼为主要特征。

2. 源流

| 年代·作者·著作 | 主要贡献 |
|---|---|
| 《金匮要略》 | 肺痈之病名首见于《金匮要略》，书中有"咳而胸满振寒，脉数，咽干不渴，时出浊唾腥臭，久久吐脓如米粥者，为肺痈"的记载 |
| 唐·孙思邈《备急千金要方》 | 创用苇茎汤以清热排脓、活血消痈，成为后世治疗本病之要方 |

### 二、病因病机

1. 常见病因

感受风热、痰热素盛、内外合邪。

2. 主要病机及转化

| 病位 | |
|---|---|
| 成痈化脓的病理基础 | |
| 基本病机 | 热伤肺气，蒸液成痰，热壅血瘀，血败肉腐 |
| 病理性质 | 主要表现为_____证候 |
| 病理演变 | 初期_____侵袭肺卫；成痈期为_____；溃脓期_____；恢复期_____，邪去正虚，阴伤气耗；或见脓毒不净，邪恋正虚 |

## 三、诊断要点

①临床表现：发病多急，常突然寒战_____，咳嗽_____，咳吐_____经旬月左右，咳吐大量_____，身热遂降，症情好转，经数周逐渐恢复。如脓血不净，持续咳嗽，咳吐脓血臭痰，低热，消瘦，则转成慢性。
②验痰法。③验口味。④体征：可见舌下生细粒。

## 四、治疗原则

治疗当以_____为原则，采用_____的治法。脓未成应着重_____；脓已成需_____。

2. 主要病机及转化

| 病位 | 肺 |
|------|------|
| 成痈化脓的病理基础 | 血瘀 |
| 基本病机 | 热伤肺气，蒸液成痰，热壅血瘀，血败肉腐 |
| 病理性质 | 主要表现为邪盛的实热证候 |
| 病理演变 | 初期风热侵袭肺卫；成痈期为热壅血瘀；溃脓期肉腐血败；恢复期邪毒渐尽，邪去正虚，阴伤气耗；或见脓毒不净，邪恋正虚 |

### 三、诊断要点

①临床表现：发病多急，常突然寒战高热，咳嗽胸痛，咳吐黏浊痰经旬月左右，咳吐大量腥臭脓痰或脓血相兼，身热遂降，症情好转，经数周逐渐恢复。如脓血不净，持续咳嗽，咳吐脓血臭痰，低热，消瘦，则转成慢性。

②验痰法。③验口味。④体征：可见舌下生细粒。

### 四、治疗原则

治疗当以祛邪为原则，采用清热解毒、化瘀排脓的治法。脓未成应着重清肺消痈；脓已成需排脓解毒。

## 五、分证论治

| 证型 | 辨证要点 | 治法 | 代表方 |
|------|----------|------|--------|
| 初期 | 恶寒发热，咳嗽，胸痛，咳则痛甚，舌苔薄黄，脉浮数而滑 | | |
| | 身热振寒，胸满作痛，转侧不利，咳吐浊痰，呈黄绿色，喉间腥味，舌苔黄腻，脉滑数 | | |
| | 咳吐大量脓痰，胸中烦满而痛，舌苔黄腻，脉滑数或数实 | 排脓解毒 | |
| 恢复期 | 身热渐退，咳嗽减轻；或胸胁隐痛，潮热盗汗，脉细或细数无力；或咳吐脓血痰，日久不净；或痰液一度清稀而复转臭浊，迁延不愈 | | |

【加减】

成痈期：若热毒瘀结，咳腥臭脓浊痰，可合用____。

溃脓期：若形证俱实，胸满胀便秘，脉滑数有力，予_____。

## 五、分证论治

| 证型 | 辨证要点 | 治法 | 代表方 |
|---|---|---|---|
| 初期 | 恶寒发热，咳嗽，胸痛，咳则痛甚，舌苔薄黄，脉浮数而滑 | 疏散风热，清肺化痰 | 银翘散加减 |
| 成痈期 | 身热振寒，胸满作痛，转侧不利，咳吐浊痰，呈黄绿色，喉间腥味，舌苔黄腻，脉滑数 | 清肺解毒，化瘀消痈 | 千金苇茎汤合如金解毒散加减 |
| 溃脓期 | 咳吐大量脓痰，胸中烦满而痛，舌苔黄腻，脉滑数或数实 | 排脓解毒 | 加味桔梗汤加减 |
| 恢复期 | 身热渐退，咳嗽减轻；或胸胁隐痛，潮热盗汗，脉细或细数无力；或咳吐脓血痰，日久不净；或痰液一度清稀而复转臭浊，迁延不愈 | 益气养阴清肺 | 沙参清肺汤或桔梗杏仁煎加减 |

【加减】

成痈期：若热毒瘀结，咳腥臭脓浊痰，可合用犀黄丸。

溃脓期：若形证俱实，胸满胀便秘，脉滑数有力，予桔梗白散。

**【预后转归】**

_____是病情顺与逆的转折点。

顺证：脓血_____，腥臭味转淡，身体不热，脉象缓滑。

逆证：脓血_____，腥臭异常，_____，身热不退，脉短涩或弦急，为肺叶腐败之恶候。

体弱和饮酒成癖者患之，须防其病情迁延不愈或发生变化。

# 第六节　肺　痨

## 一、概念及源流

1. 概念

肺痨是具有传染性的慢性虚弱性疾患。临床以咳嗽、_____、潮热、盗汗及身体逐渐消瘦为主要特征。

2. 源流

| 年代·作者·著作 | 主要贡献 |
| --- | --- |
| 宋·许叔微《普济本事方》 | 提出本病是由"肺虫"引起，其曰："肺虫居肺叶之内，蚀人肺体，故成瘵疾，咯血声嘶。" |
|  | 收载十方，为我国现存第一部治疗肺痨的专著 |
| 明·虞抟《医学正传·劳极》 | 提出 ____ 和 ____ 的两大治疗原则 |

## 【预后转归】

溃脓期是病情顺与逆的转折点。

顺证：脓血稀而渐少，腥臭味转淡，身体不热，脉象缓滑。

逆证：脓血如败卤，腥臭异常，胸痛，身热不退，脉短涩或弦急，为肺叶腐败之恶候。

体弱和饮酒成癖者患之，须防其病情迁延不愈或发生变化。

### 速记歌诀

肺叶生疮成脓肿，风热痰火瘀毒伤，
咳吐腥臭脓血痰，邪盛正实辨证纲。
初期清解银翘良，成痈如金苇茎汤，
溃脓加味桔梗施，恢复沙参桔梗匡。

# 第六节 肺 痨

## 一、概念及源流

1. 概念

肺痨是具有传染性的慢性虚弱性疾患。临床以咳嗽、咯血、潮热、盗汗及身体逐渐消瘦为主要特征。

2. 源流

| 年代·作者·著作 | 主要贡献 |
|---|---|
| 宋·许叔微《普济本事方》 | 提出本病是由"肺虫"引起，其曰："肺虫居肺叶之内，蚀人肺体，故成瘵疾，咯血声嘶。" |
| 元·葛可久《十药神书》 | 收载十方，为我国现存第一部治疗肺痨的专著 |
| 明·虞抟《医学正传·劳极》 | 提出"杀虫"和"补虚"的两大治疗原则 |

## 二、病因病机

1. 常见病因

| 外因 | 感染_____ |
|------|-------------|
| 内因 | 正气虚弱：禀赋不足、酒色劳倦、病后失调、营养不良 |

2. 主要病机

| 病位 | 在____，久可传____ |
|------|-------------------|
| 病机 | 痨虫蚀肺 |
| 病理性质 | 主要为_____，并可导致气阴两虚，甚则阴损及阳 |

## 三、鉴别诊断

肺痨与虚劳的鉴别

肺痨具有_____特点，是一个慢性_____疾患；虚劳病缘于_____，是多种慢性疾病虚损候的总称。肺痨病位主要在____，不同于虚劳的_____并重，以____为主。肺痨的病理主在_____，不同于虚劳的_____并重。

## 四、辨证要点与治疗原则

1. 辨证要点

对于本病的辨证，当辨_____。其病变脏器主要在肺，以肺阴虚为主。久则损及_____，以气阴两伤为主。肺肾两虚，则见阴虚火旺之象，甚则由气虚而致阳虚，表现为阴阳两虚之候。

2. 治疗原则

治疗当以_____和_____为原则。治疗大法以____为主，火旺的兼以_____。

## 二、病因病机

1. 常见病因

| 外因 | 感染"痨虫" |
|------|-----------|
| 内因 | 正气虚弱：禀赋不足、酒色劳倦、病后失调、营养不良 |

2. 主要病机

| 病位 | 在肺，久可传脾、肾 |
|------|------------------|
| 病机 | 痨虫蚀肺 |
| 病理性质 | 主要为阴虚火旺，并可导致气阴两虚，甚则阴损及阳 |

## 三、鉴别诊断

肺痨与虚劳的鉴别

肺痨具有传染的特点，是一个慢性传染性疾患；虚劳病缘于内伤亏损，是多种慢性疾病虚损证候的总称。肺痨病位主要在肺，不同于虚劳的五脏并重，以肾为主。肺痨的病理主在阴虚，不同于虚劳的阴阳并重。

## 四、辨证要点与治疗原则

1. 辨证要点

对于本病的辨证，当辨病变脏器及病理性质。其病变脏器主要在肺，以肺阴虚为主。久则损及脾肾，以气阴两伤为主。肺肾两虚，则见阴虚火旺之象，甚则由气虚而致阳虚，表现为阴阳两虚之候。

2. 治疗原则

治疗当以补虚培元和治痨杀虫为原则。治疗大法以滋阴为主，火旺的兼以降火。

## 五、分证论治

| 证型 | 辨证要点 | 治法 | 代表方 |
|---|---|---|---|
| | 干咳，痰黏或带血丝，手足心热，盗汗，苔薄白、边尖红，脉细数 | 滋阴润肺 | |
| | 呛咳气急，痰少质黏，或吐痰黄稠量多，心烦失眠，急躁易怒，男子遗精，女子月经不调 | | |
| | 咳嗽无力，气短声低，潮热，颧红，神疲，舌光淡、边有齿印，脉细弱而数 | 益气养阴 | |
| | 咳逆喘息，潮热盗汗，形寒肢冷，或五更泄泻，苔黄而剥，舌光淡隐紫、少津，脉微细而数，或虚大无力 | | |

**【加减】**

肺阴亏损：若咳嗽频，痰少质黏，可合＿＿＿＿＿＿＿＿。

虚火灼肺：若咯血重，可合＿＿＿＿＿＿＿＿＿。

## 五、分证论治

| 证型 | 辨证要点 | 治法 | 代表方 |
|------|---------|------|--------|
| 肺阴亏损 | 干咳，痰黏或带血丝，手足心热，盗汗，苔薄白、边尖红，脉细数 | 滋阴润肺 | 月华丸加减 |
| 虚火灼肺 | 呛咳气急，痰少质黏，或吐痰黄稠量多，心烦失眠，急躁易怒，男子遗精，女子月经不调 | 滋阴降火 | 百合固金汤合秦艽鳖甲散加减 |
| 气阴耗伤 | 咳嗽无力，气短声低，潮热，颧红，神疲，舌光淡、边有齿印，脉细弱而数 | 益气养阴 | 保真汤或参苓白术散加减 |
| 阴阳虚损 | 咳逆喘息，潮热盗汗，形寒肢冷，或五更泄泻，苔黄而剥，舌光淡隐紫、少津，脉微细而数，或虚大无力 | 滋阴补阳 | 补天大造丸加减 |

【加减】
肺阴亏损：若咳嗽频，痰少质黏，可合琼玉膏。
虚火灼肺：若咯血重，可合十灰散。

### 速记歌诀

肺痨正虚痨虫致，性属传染慢虚疾，
咳嗽咯血形羸弱，潮热盗汗特征具，
月华丸治肺阴虚，百合秦艽火旺亟，
保真汤主气阴耗，阴阳补天大造需。

# 第七节　肺　胀

## 一、概念及源流

1. 概念

肺胀是多种慢性肺系疾患反复发作，迁延不愈，导致肺气胀满，不能敛降的一种病证。临床表现为胸部_____，_____，喘息上气，咳嗽痰多，烦躁，心悸，面色晦暗，或唇甲发绀，脘腹胀满，肢体浮肿等，严重者可出现____、____、出血、喘脱等危重证候。

2. 源流

| 年代·作者·著作名称 | 主要贡献 |
|---|---|
| | 早在____中就有关于肺胀的记载，如《灵枢·胀论》篇说："肺胀者，虚满而喘咳。" |
| 东汉·张仲景《金匮要略》 | 汉《金匮要略·肺痿肺痈咳嗽上气病脉证并治》指出，本病的主症为："咳而上气，此为肺胀，其人喘，目如脱状。"书中所载治疗肺胀之越婢加半夏汤、小青龙加石膏汤等方至今仍被临床所沿用 |
| | _____说："肺胀而咳，或左或右不得眠，此痰夹瘀血碍气而病。"提示肺胀的发生与痰瘀互结，阻碍肺气有关 |

# 第七节　肺　胀

## 一、概念及源流

1. 概念

肺胀是多种慢性肺系疾患反复发作,迁延不愈,导致肺气胀满,不能敛降的一种病证。临床表现为胸部膨满,憋闷如塞,喘息上气,咳嗽痰多,烦躁,心悸,面色晦暗,或唇甲发绀,脘腹胀满,肢体浮肿等,严重者可出现神昏、痉厥、出血、喘脱等危重证候。

2. 源流

| 年代·作者·著作名称 | 主要贡献 |
|---|---|
| 《黄帝内经》 | 早在《内经》中就有关于肺胀的记载,如《灵枢·胀论》篇说:"肺胀者,虚满而喘咳。" |
| 东汉·张仲景《金匮要略》 | 汉《金匮要略·肺痿肺痈咳嗽上气病脉证并治》指出,本病的主症为:"咳而上气,此为肺胀,其人喘,目如脱状。"书中所载治疗肺胀之越婢加半夏汤、小青龙加石膏汤等方至今仍被临床所沿用 |
| 元·朱丹溪《丹溪心法》 | 《丹溪心法》说:"肺胀而咳,或左或右不得眠,此痰夹瘀血碍气而病。"提示肺胀的发生与痰瘀互结,阻碍肺气有关 |

续表

| 年代·作者·著作名称 | 主要贡献 |
|---|---|
| 清·李用粹《证治汇补·咳嗽》 | 认为对肺胀的辨证施治当分____两端："又有气散而胀者，宜补肺，气逆而胀者，宜降气，当参虚实而施治。" |

## 二、病因病机

1. 常见病因

久病____、_____、年老体虚。

2. 主要病机

| 病位 | 首先在____，继则影响____，后期病及于____ |
|---|---|
| 基本病机 | _____为本，_____为标，为外邪诱发，气道壅塞，肺气胀满，不能敛降 |
| 病理因素 | 主要为____、____与____互为影响，兼见同病 |

## 三、诊断和鉴别诊断

1. 诊断要点

①有慢性肺系疾患病史多年，反复发作。

②常因____而诱发。其他如劳倦过度、情志刺激等也可诱发。

③典型者临床表现为咳逆上气，痰多，胸中_____，胸部____，喘息，动则加剧，甚则鼻扇气促，张口抬肩，目胀如脱，烦躁不安。病情轻重不一，每因感受外邪加甚而致伴有寒热表证。

续表

| 年代·作者·著作名称 | 主要贡献 |
|---|---|
| 清·李用粹《证治汇补·咳嗽》 | 认为对肺胀的辨证施治当分虚实两端："又有气散而胀者，宜补肺，气逆而胀者，宜降气，当参虚实而施治。" |

## 二、病因病机

1. 常见病因

久病肺虚、感受外邪、年老体虚。

2. 主要病机

| 病位 | 首先在肺，继则影响脾、肾，后期病及于心 |
|---|---|
| 基本病机 | 肺、肾、心、脾脏气亏虚为本，痰浊、水饮、血瘀互结为标，为外邪诱发，气道壅塞，肺气胀满，不能敛降 |
| 病理因素 | 主要为痰浊、水饮与血瘀互为影响，兼见同病 |

## 三、诊断和鉴别诊断

1. 诊断要点

①有慢性肺系疾患病史多年，反复发作。

②常因外感而诱发。其他如劳倦过度、情志刺激等也可诱发。

③典型者临床表现为咳逆上气，痰多，胸中憋闷如塞，胸部膨满，喘息，动则加剧，甚则鼻扇气促，张口抬肩，目胀如脱，烦躁不安。病情轻重不一，每因感受外邪加甚而致伴有寒热表证。

④病程缠绵，时轻时重，经久难愈。日久可见心____，面唇____，脘腹____，肢体____，严重者可出现____，或并发____鼓胀、癥积、____、谵语、____、____等症。

2. 肺胀与喘证、哮病的相互关系及鉴别

肺胀与哮病、喘证均以_____为主证，有其类似之处。区别言之，肺胀是由多种慢性肺系疾病日久积渐而成；哮是反复发作的一个独立病种；喘是多种急、慢性疾病的一个症状。

## 四、辨证要点与治疗原则

1. 辨证要点
①辨_____；辨证总属_____。
②辨_____。
2. 治疗原则
治疗应抓住____、____两个方面，____与____共施，依其标本缓急，有所侧重。

## 五、分证论治

| 证型 | 辨证要点 | 治法 | 代表方 |
|------|----------|------|--------|
|  | 胸满闷，短气喘息，咳嗽痰多，色白黏腻或呈泡沫，舌暗，苔薄腻或浊腻，脉小滑 | 化痰降气，健脾益肺 |  |
|  | 咳喘气粗，烦躁，目胀睛突，痰黏稠黄或白，舌边尖红，苔黄或黄腻，脉数或滑数 | 清肺化痰，降逆平喘 |  |

④病程缠绵，时轻时重，经久难愈。日久可见心慌动悸，面唇发绀，脘腹胀满，肢体浮肿，严重者可出现喘脱，或并发悬饮、鼓胀、癥积、神昏、谵语、痉厥、出血等症。

2. 肺胀与喘证、哮病的相互关系及鉴别

肺胀与哮病、喘证均以咳而上气、喘满为主证，有其类似之处。区别言之，肺胀是由多种慢性肺系疾病日久积渐而成；哮是反复发作的一个独立病种；喘是多种急、慢性疾病的一个症状。

### 四、辨证要点与治疗原则

1. 辨证要点

①辨虚实标本；辨证总属标实本虚。

②辨证候轻重。

2. 治疗原则

治疗应抓住治标、治本两个方面，祛邪与扶正共施，依其标本缓急，有所侧重。

### 五、分证论治

| 证型 | 辨证要点 | 治法 | 代表方 |
|------|---------|------|--------|
| 痰浊壅肺 | 胸满闷，短气喘息，咳嗽痰多，色白黏腻或呈泡沫，舌暗，苔薄腻或浊腻，脉小滑 | 化痰降气，健脾益肺 | 苏子降气汤合三子养亲汤加减 |
| 痰热郁肺 | 咳喘气粗，烦躁，目胀睛突，痰黏稠黄或白，舌边尖红，苔黄或黄腻，脉数或滑数 | 清肺化痰，降逆平喘 | 越婢加半夏汤或桑白皮汤加减 |

续表

| 证型 | 辨证要点 | 治法 | 代表方 |
|------|---------|------|--------|
|  | 心悸，喘咳，痰清稀，面部、下肢浮肿，甚则一身悉肿，面唇青紫，苔白滑，舌胖质暗，脉沉细 |  |  |
| 肺肾气虚 | 呼吸浅短难续，声低气怯，腰膝酸软，小便清长，舌淡或暗紫，脉沉细数无力或结代 |  |  |
|  | 神志恍惚，表情淡漠，谵妄，抽搐，苔白腻或黄腻，脉细滑数 |  | _____。另可配_____ _____ ____ |

【加减】

痰浊壅肺证：若见_____者，用_____；饮郁化热，用_____；痰浊夹瘀，用_____。

续表

| 证型 | 辨证要点 | 治法 | 代表方 |
|---|---|---|---|
| 阳虚水泛 | 心悸，喘咳，痰清稀，面部、下肢浮肿，甚则一身悉肿，面唇青紫，苔白滑，舌胖质暗，脉沉细 | 温肾健脾，化饮利水 | 真武汤合五苓散加减 |
| 肺肾气虚 | 呼吸浅短难续，声低气怯，腰膝酸软，小便清长，舌淡或暗紫，脉沉细数无力或结代 | 补肺纳肾，降气平喘 | 平喘固本汤合补肺汤加减 |
| 痰蒙神窍 | 神志恍惚，表情淡漠，谵妄，抽搐，苔白腻或黄腻，脉细滑数 | 涤痰，开窍，息风 | 涤痰汤。另可配至宝丹或安宫牛黄丸 |

## 【加减】

痰浊壅肺证：若见表寒里饮证者，用小青龙汤；饮郁化热，用小青龙加石膏汤；痰浊夹瘀，用涤痰汤。

### 速记歌诀

肺气胀满多老年，喘咳上气病缠绵，
苏子三子相加减，痰浊壅肺应精选，
越婢桑白适痰热，水泛真武五苓散，
肺肾虚补平喘固，痰蒙神窍来涤痰。

# 第八节　肺　痿

## 一、概念及源流

### 1. 概念

肺痿，是指肺叶_____，临床以咳吐_____为主症，为肺脏的_____疾患。

### 2. 源流

| 年代·作者·著作 | 主要贡献 |
|---|---|
|  | 本病首见于_____。文中对肺痿的主症特征、病因、辨证、治疗，做了系统介绍，明确指出总属肺虚不足之疾。该书中的_____即为治疗虚热肺痿而设 |

## 二、病因病机

| 病因 | 久病损肺、误治津伤 |
|---|---|
| 基本病机 | 肺脏虚损，津气大伤，以致肺叶枯萎 |
| 病位 | 病位在____，与_____等脏腑有关 |
| 病理 | 可分_____和_____两个方面，而以前者为主 |

# 第八节 肺 痿

## 一、概念及源流

1. 概念

肺痿，是指肺叶痿弱不用，临床以咳吐浊唾涎沫为主症，为肺脏的慢性虚损性疾患。

2. 源流

| 年代·作者·著作 | 主要贡献 |
|---|---|
| 东汉·张仲景《金匮要略》 | 本病首见于《金匮要略》。文中对肺痿的主症特征、病因、辨证、治疗，做了系统介绍，明确指出总属肺虚不足之疾。该书中的麦门冬汤即为治疗虚热肺痿而设 |

## 二、病因病机

| 病因 | 久病损肺、误治津伤 |
|---|---|
| 基本病机 | 肺脏虚损，津气大伤，以致肺叶枯萎 |
| 病位 | 病位在肺，与脾、胃、肾等脏腑有关 |
| 病理 | 可分肺燥津伤和肺气虚冷两个方面，而以前者为主 |

### 三、辨证要点与治疗原则

1. 辨证要点

应辨____、____。

2. 治疗原则

治疗总以_____为原则。

### 四、分证论治

| 证型 | 辨证要点 | 治法 | 代表方 |
|------|----------|------|--------|
|  | 咳吐浊唾涎沫，口渴咽燥，午后潮热，皮毛干枯，舌红而干，脉虚数 | 滋阴清热，润肺生津 |  |
|  | 咳吐涎沫，质清稀，量多，形寒，小便数，舌质淡，脉虚弱 |  |  |

### 【加减】

虚热证：中成药可服_____或_____。

### 三、辨证要点与治疗原则

1. 辨证要点
应辨虚热、虚寒。
2. 治疗原则
治疗总以补肺生津为原则。

### 四、分证论治

| 证型 | 辨证要点 | 治法 | 代表方 |
|------|----------|------|--------|
| 虚热证 | 咳吐浊唾涎沫，口渴咽燥，午后潮热，皮毛干枯，舌红而干，脉虚数 | 滋阴清热，润肺生津 | 麦门冬汤合清燥救肺汤加减 |
| 虚寒证 | 咳吐涎沫，质清稀，量多，形寒，小便数，舌质淡，脉虚弱 | 温肺益气 | 甘草干姜汤或生姜甘草汤加减 |

### 【加减】

虚热证：中成药可服麦味地黄丸或七味都气丸。

#### 速记歌诀

肺痿病属慢虚疴，主症咳吐浊涎沫，
肺中津气失濡养，虚冷较少虚火多，
虚热润肺麦门施，草姜姜草虚寒卓。

# 第二章　心系病证

## 第一节　心　悸

### 一、概念

心悸是指患者自觉心中____、惊惕不安，甚则不能自主的一种病证。病情较轻者为____；病情较重者为____。

### 二、病因病机

1. 常见病因

| 内因 | 体质素虚、_____、_____、药食不当 |
|------|--------------------------------------|
| 外因 | _____ |

2. 主要病机

| 病位 | 在____，与____、____、____、____四脏密切相关 |
|------|-----------------------------------------|
| 病机 | 虚者为_____亏虚，_____；实者为邪扰____，_____，多由____扰心，____上凌，或_____，气血运行不畅所致 |

### 三、鉴别诊断

惊悸与怔忡的鉴别

惊悸发病，多与____因素有关，可由骤遇惊恐、忧思恼怒，悲哀过极或过度紧张而诱发，多为____性，病来急速，病情较轻，____证居多，病势____，可自行缓解，不发时如常人。

# 第二章 心系病证

## 第一节 心 悸

### 一、概念

心悸是指患者自觉心中悸动、惊惕不安,甚则不能自主的一种病证。病情较轻者为惊悸;病情较重者为怔忡。

### 二、病因病机

1. 常见病因

| 内因 | 体质素虚、饮食劳倦、七情所伤、药食不当 |
|------|------------------------------------------|
| 外因 | 感受外邪 |

2. 主要病机

| 病位 | 在心,与肝、脾、肾、肺四脏密切相关 |
|------|------------------------------------|
| 病机 | 虚者为气、血、阴、阳亏虚,心失所养;实者为邪扰心神,心神不宁,多由痰火扰心,水饮上凌,或心血瘀阻,气血运行不畅所致 |

### 三、鉴别诊断

惊悸与怔忡的鉴别

惊悸发病,多与情志因素有关,可由骤遇惊恐、忧思恼怒、悲哀过极或过度紧张而诱发,多为阵发性,病来虽速,病情较轻,实证居多,病势轻浅,可自行缓解,不发时如常人。

怔忡多由_____，_____受损所致，无精神等因素亦可发生，常____心悸，心中惕惕，不能自控，活动后加重，多属____，或_____，病来虽渐，病情____，不发时亦可兼见脏腑虚损症状。心悸日久不愈，亦可形成怔忡。

## 四、治疗原则

心悸的治疗应分虚实。虚证分别治以补气、养血、滋阴、温阳；实证则应祛痰、化饮、清火、行瘀。由于心悸以_____为其病理特点，故应酌情配以_____之法。

## 五、分证论治

| 证型 | 辨证要点 | 治法 | 代表方 |
|---|---|---|---|
|  | 心悸不宁，善惊易恐，不寐多梦而易惊醒，苔薄白，脉细略数或细弦 | 镇惊定志，养心安神 |  |
| 心血不足 | 心悸气短，头晕目眩，失眠健忘，面色无华，倦怠乏力，纳呆食少，舌淡红，脉细弱 |  |  |

怔忡多由久病体虚，心脏受损所致，无精神等因素亦可发生，常持续心悸，心中惕惕，不能自控，活动后加重，多属虚证，或虚中夹实，病来虽渐，病情较重，不发时亦可兼见脏腑虚损症状。心悸日久不愈，亦可形成怔忡。

### 四、辨证要点与治疗原则

心悸的治疗应分虚实。虚证分别治以补气、养血、滋阴、温阳；实证则应祛痰、化饮、清火、行瘀。由于心悸以心神不宁为其病理特点，故应酌情配以镇心安神之法。

### 五、分证论治

| 证型 | 辨证要点 | 治法 | 代表方 |
|------|----------|------|--------|
| 心虚胆怯 | 心悸不宁，善惊易恐，不寐多梦而易惊醒，苔薄白，脉细略数或细弦 | 镇惊定志，养心安神 | 安神定志丸加减 |
| 心血不足 | 心悸气短，头晕目眩，失眠健忘，面色无华，倦怠乏力，纳呆食少，舌淡红，脉细弱 | 补血养心，益气安神 | 归脾汤加减 |

续表

| 证型 | 辨证要点 | 治法 | 代表方 |
|------|----------|------|--------|
|  | 心悸不安，面色苍白，形寒肢冷，舌淡苔白，脉象虚弱或沉细无力 |  |  |
|  | 心悸眩晕，小便短少，或下肢浮肿，形寒肢冷，舌淡胖，苔白滑，脉弦滑或沉细而滑 |  |  |
|  | 心悸易惊，心烦失眠，五心烦热，急躁易怒，舌红少津，苔少或无，脉细数 | 滋阴清火，养心安神 |  |
| 瘀阻心脉 | 心悸不安，心痛时作，痛如针刺，唇甲青紫，舌质紫暗或有瘀斑，脉涩或结或代 |  |  |
|  | 心悸时发时止，胸闷烦躁，口干苦，便秘溲赤，舌红，苔黄腻，脉弦滑 |  |  |

续表

| 证型 | 辨证要点 | 治法 | 代表方 |
|------|---------|------|--------|
| 心阳不振 | 心悸不安，面色苍白，形寒肢冷，舌淡苔白，脉象虚弱或沉细无力 | 温补心阳，安神定悸 | 桂枝甘草龙骨牡蛎汤合参附汤加减 |
| 水饮凌心 | 心悸眩晕，小便短少，或下肢浮肿，形寒肢冷，舌淡胖，苔白滑，脉弦滑或沉细而滑 | 振奋心阳，化气行水，宁心安神 | 苓桂术甘汤加减 |
| 阴虚火旺 | 心悸易惊，心烦失眠，五心烦热，急躁易怒，舌红少津，苔少或无，脉细数 | 滋阴清火，养心安神 | 天王补心丹合朱砂安神丸加减 |
| 瘀阻心脉 | 心悸不安，心痛时作，痛如针刺，唇甲青紫，舌质紫暗或有瘀斑，脉涩或结或代 | 活血化瘀，理气通络 | 桃仁红花煎加减 |
| 痰火扰心 | 心悸时发时止，胸闷烦躁，口干苦，便秘溲赤，舌红，苔黄腻，脉弦滑 | 清热化痰，宁心安神 | 黄连温胆汤加减 |

续表

| 证型 | 辨证要点 | 治法 | 代表方 |
|---|---|---|---|
| | 心悸，发热恶寒，咳嗽，神疲乏力，口干渴，舌红少津，苔薄黄，脉细数或结代 | | |

**【加减】**

心血不足：若见五心烦热，自汗盗汗，舌淡红苔少，脉细数或结代，为＿＿＿＿＿＿＿，治以＿＿＿＿＿＿＿＿＿，用＿＿＿＿＿＿；若热病后期，损及心阴而心悸者，以＿＿＿＿＿＿＿＿＿加减。

心阳不振：若见大汗出者，用＿＿＿＿＿＿＿＿＿煎服。

水饮凌心：若因心功能不全而致浮肿、尿少、阵发性夜间咳喘或端坐呼吸，可用＿＿＿＿＿＿＿＿加减。

阴虚火旺：肾阴虚，虚火妄动，遗精腰酸者，加服＿＿＿＿＿＿＿＿＿；若阴虚而火热不明显者，单用＿＿＿＿＿＿＿＿＿。

邪毒犯心：若邪毒已去，气阴两虚者，用＿＿＿＿。

续表

| 证型 | 辨证要点 | 治法 | 代表方 |
|------|----------|------|--------|
| 邪毒犯心 | 心悸，发热恶寒，咳嗽，神疲乏力，口干渴，舌红少津，苔薄黄，脉细数或结代 | 清热解毒，益气养阴 | 银翘散合生脉散加减 |

## 【加减】

心血不足：若见五心烦热，自汗盗汗，舌淡红苔少，脉细数或结代，为气阴两虚，治以益气养血，滋阴安神，用炙甘草汤；若热病后期，损及心阴而心悸者，以生脉散加减。

心阳不振：若见大汗出者，用独参汤煎服。

水饮凌心：若因心功能不全而致浮肿、尿少、阵发性夜间咳喘或端坐呼吸，可用真武汤加减。

阴虚火旺：肾阴虚，虚火妄动，遗精腰酸者，加服知柏地黄丸；若阴虚而火热不明显者，单用天王补心丹。

邪毒犯心：若邪毒已去，气阴两虚者，用生脉散。

## 速记歌诀

心虚胆怯安神志，心血不足归脾施，
阴虚火旺补心丹，心阳不振用桂枝，
苓桂术甘水凌心，桃仁红花瘀阻治，
痰火扰心温胆汤，银翘生脉邪毒抑。

# 第二节　胸　痹

## 一、概念及源流

### 1. 概念

胸痹是以胸部闷痛，甚则胸痛彻背，喘息不得卧为主症的一种疾病。轻者仅感＿＿＿＿＿，呼吸欠畅；重者则有＿＿＿＿＿；严重者＿＿＿＿＿＿，＿＿＿＿＿＿。

### 2. 源流

| 年代·作者·著作 | 主要贡献 |
|---|---|
| | 胸痹的记载最早见于＿＿＿＿＿ |
| 清·王清任《医林改错》 | 以＿＿＿＿＿治胸痹心痛 |
| | 正式提出胸痹的名称，并进行了专门的论述；且把病因病机归纳为＿＿＿＿＿，即上焦阳气不足，下焦阴寒气盛，认为乃本虚标实之证。在治疗上，根据不同证候，制定了瓜蒌薤白白酒汤等9张方剂，以取温通散寒、宣痹化湿之效，体现了辨证论治的特点 |
| 明·王肯堂《证治准绳》 | 提出用大剂桃仁、红花、降香、失笑散等治疗死血心痛 |
| 清·陈修园《时方歌括》 | 以＿＿＿＿＿治心腹诸痛 |

# 第二节 胸 痹

## 一、概念及源流

1. 概念

胸痹是以胸部闷痛，甚则胸痛彻背，喘息不得卧为主症的一种疾病。轻者仅感胸闷如窒，呼吸欠畅；重者则有胸痛；严重者心痛彻背，背痛彻心。

2. 源流

| 年代·作者·著作 | 主要贡献 |
|---|---|
| 《黄帝内经》 | 胸痹的记载最早见于《内经》 |
| 清·王清任《医林改错》 | 以血府逐瘀汤治胸痹心痛 |
| 东汉·张仲景《金匮要略》 | 正式提出胸痹的名称，并进行了专门的论述；且把病因病机归纳为"阳微阴弦"，即上焦阳气不足，下焦阴寒气盛，认为乃本虚标实之证。在治疗上，根据不同证候，制定了瓜蒌薤白白酒汤等9张方剂，以取温通散寒、宣痹化湿之效，体现了辨证论治的特点 |
| 明·王肯堂《证治准绳》 | 提出用大剂桃仁、红花、降香、失笑散等治疗死血心痛 |
| 清·陈修园《时方歌括》 | 以丹参饮治心腹诸痛 |

## 二、病因病机

1. 常见病因

_____、_____、情志失节、年迈体虚。

2. 主要病机

| 病位 | 在____，涉及____、____、____三脏 |
|------|------|
| 基本病机 | _____ |
| 病理性质 | 为_____，虚实夹杂。本虚有____、____、____及____；标实为____、____、____、____，痹阻胸阳 |

## 三、鉴别诊断

1. 胸痹与悬饮的鉴别

悬饮、胸痹均有____，但胸痹当为胸闷痛，并可向左肩或左臂内侧等部位放射，常因____、____、_____、劳累而突然发作，历时____，休息或用药后可缓解。悬饮为胸胁胀痛，_____，多伴有咳唾转侧、呼吸时疼痛加重，肋间饱满，并有咳嗽、咳痰等肺系证候。

2. 胸痹与真心痛的鉴别

真心痛乃胸痹的进一步发展，症见心痛____，甚则_____，伴有____、____、面白、唇紫、手足青至节，脉微或结代等危重证候。

## 二、病因病机

1. 常见病因

寒邪内侵、饮食失调、情志失节、年迈体虚。

2. 主要病机

| 病位 | 在心，涉及肝、脾、肾三脏 |
|------|--------------------------|
| 基本病机 | 心脉痹阻 |
| 病理性质 | 为本虚标实，虚实夹杂。本虚有气虚、血虚、阳虚及阴虚；标实为瘀血、寒凝、痰浊、气滞，痹阻胸阳 |

## 三、鉴别诊断

1. 胸痹与悬饮的鉴别

悬饮、胸痹均有胸痛，但胸痹当为胸闷痛，并可向左肩或左臂内侧等部位放射，常因受寒、饱餐、情绪激动、劳累而突然发作，历时短暂，休息或用药后可缓解。悬饮为胸胁胀痛，持续不解，多伴有咳唾转侧，呼吸时疼痛加重，肋间饱满，并有咳嗽、咳痰等肺系证候。

2. 胸痹与真心痛的鉴别

真心痛乃胸痹的进一步发展，症见心痛剧烈，甚则持续不解，伴有汗出、肢冷、面白、唇紫、手足青至节，脉微或结代等危重证候。

## 四、治疗原则

治疗原则应先治____，后治____；先从祛邪入手，然后再予扶正。标实当____，针对气滞、血瘀、寒凝、痰浊而疏理气机、活血化瘀、辛温通阳、泄浊豁痰，尤重_____治法。

本虚宜____，权衡心脏阴阳气血之不足，有无兼见肝、脾、肾等脏之亏虚，补气温阳、滋阴益肾，纠正脏腑之偏衰，尤其重视_____。

## 五、分证论治

| 证型 | 辨证要点 | 治法 | 代表方 |
|------|---------|------|--------|
| 心血瘀阻 | 心胸疼痛，如刺如绞，痛有定处，舌暗红或紫暗，有瘀斑，脉弦涩或结、代、促 | | |
| | 心胸满闷，隐痛阵发，痛无定处，遇情志不遂时容易诱发或加重；或脘腹胀闷，得嗳气或矢气则舒，苔薄或薄腻，脉细弦 | 疏肝理气，活血通络 | |
| | 胸闷重而心痛微，痰多气短，纳呆便溏，咳吐痰涎，舌胖大，边有齿痕，苔浊腻或白滑，脉滑 | | |

### 四、治疗原则

治疗原则应先治其标，后治其本；先从祛邪入手，然后再予扶正。标实当泻，针对气滞、血瘀、寒凝、痰浊而疏理气机、活血化瘀、辛温通阳、泄浊豁痰，尤重活血通脉治法。

本虚宜补，权衡心脏阴阳气血之不足，有无兼见肝、脾、肾等脏之亏虚，补气温阳、滋阴益肾，纠正脏腑之偏衰，尤其重视补益心气。

### 五、分证论治

| 证型 | 辨证要点 | 治法 | 代表方 |
|------|---------|------|--------|
| 心血瘀阻 | 心胸疼痛，如刺如绞，痛有定处，舌暗红或紫暗，有瘀斑，脉弦涩或结、代、促 | 活血化瘀，通脉止痛 | 血府逐瘀汤加减 |
| 气滞心胸 | 心胸满闷，隐痛阵发，痛无定处，遇情志不遂时容易诱发或加重；或脘腹胀闷，得嗳气或矢气则舒，苔薄或薄腻，脉细弦 | 疏肝理气，活血通络 | 柴胡疏肝散加减 |
| 痰浊闭阻 | 胸闷重而心痛微，痰多气短，纳呆便溏，咳吐痰涎，舌胖大，边有齿痕，苔浊腻或白滑，脉滑 | 通阳泄浊，豁痰宣痹 | 栝蒌薤白半夏汤合涤痰汤加减 |

续表

| 证型 | 辨证要点 | 治法 | 代表方 |
|------|----------|------|--------|
| | 猝然疼痛如绞，气候骤冷或骤感风寒而发病或加重，伴形寒，手足不温，冷汗自出，苔薄白，脉沉紧或沉细 | 辛温散寒，宣通心阳 | |
| | 心胸隐痛，心悸气短，伴倦怠乏力，声息低微，舌边有齿痕，脉虚细缓或结代 | | |
| | 心痛憋闷，心悸盗汗，虚烦不寐，腰酸膝软，头晕耳鸣，舌红少津，苔薄或剥，脉细数或促代 | 滋阴清火，养心和络 | |
| | 心悸而痛，胸闷气短，面色㿠白，神倦怯寒，四肢欠温，舌边有齿痕，苔白或腻，脉沉细迟 | | |

续表

| 证型 | 辨证要点 | 治法 | 代表方 |
|------|----------|------|--------|
| 寒凝心脉 | 猝然疼痛如绞，气候骤冷或骤感风寒而发病或加重，伴形寒，手足不温，冷汗自出，苔薄白，脉沉紧或沉细 | 辛温散寒，宣通心阳 | 枳实薤白桂枝汤合当归四逆汤加减 |
| 气阴两虚 | 心胸隐痛，心悸气短，伴倦怠乏力，声息低微，舌边有齿痕，脉虚细缓或结代 | 益气养阴，活血通脉 | 生脉散合人参养荣汤加减 |
| 心肾阴虚 | 心痛憋闷，心悸盗汗，虚烦不寐，腰酸膝软，头晕耳鸣，舌红少津，苔薄或剥，脉细数或促代 | 滋阴清火，养心和络 | 天王补心丹合炙甘草汤加减 |
| 心肾阳虚 | 心悸而痛，胸闷气短，面色㿠白，神倦怯寒，四肢欠温，舌边有齿痕，苔白或腻，脉沉细迟 | 温补阳气，振奋心阳 | 参附汤合右归饮加减 |

**【加减】**

心血瘀阻：若气虚血瘀者，用＿＿＿＿＿＿＿＿加减；若猝然心痛发作，可含化＿＿＿＿＿＿、＿＿＿＿＿＿。

气滞心胸：胸闷心痛明显，为＿＿＿＿＿＿＿之象，可合用＿＿＿；气郁日久化热，心烦、便秘、舌红苔黄、脉弦数者，用＿＿＿＿＿＿＿＿＿；便秘严重者，加＿＿＿＿＿＿＿。

痰浊闭阻：痰浊郁而化热者，用＿＿＿＿＿加味。

寒凝心脉：阴寒极盛之胸痹重症，胸痛剧烈无休止，脉沉紧或沉微者，予＿＿＿＿＿＿＿＿＿＿加味；若痛剧而四肢不温，冷汗自出，即刻＿＿＿＿＿＿＿＿＿＿。

心肾阴虚：阴不敛阳，虚火内扰心神，虚烦不寐，用＿＿＿＿＿＿＿＿；兼见风阳上扰，可予＿＿＿＿＿＿＿；若心肾阴虚，兼见头晕目眩、腰酸膝软、遗精盗汗、口燥咽干，用＿＿＿＿＿＿＿＿。

心肾阳虚：若肾阳虚衰，不能制水，水饮上凌心肺，症见水肿、喘促、心悸，用＿＿＿＿＿＿＿＿＿＿加味；若阳虚欲脱厥逆者，用＿＿＿＿＿＿＿＿＿＿。

**【加减】**

心血瘀阻：若气虚血瘀者，用人参养荣汤合桃红四物汤加减；若猝然心痛发作，可含化复方丹参滴丸、速效救心丸。

气滞心胸：胸闷心痛明显，为气滞血瘀之象，可合用失笑散；气郁日久化热，心烦、便秘、舌红苔黄、脉弦数者，用丹栀逍遥散；便秘严重者，加当归龙荟丸。

痰浊闭阻：痰浊郁而化热者，用黄连温胆汤加味。

寒凝心脉：阴寒极盛之胸痹重症，胸痛剧烈无休止，脉沉紧或沉微者，予乌头赤石脂丸加味；若痛剧而四肢不温，冷汗自出，即刻舌下含化苏合香丸或麝香保心丸。

心肾阴虚：阴不敛阳，虚火内扰心神，虚烦不寐，用酸枣仁汤；兼见风阳上扰，可予黄连阿胶汤；若心肾阴虚，兼见头晕目眩、腰酸膝软、遗精盗汗、口燥咽干，用左归饮。

心肾阳虚：若肾阳虚衰，不能制水，水饮上凌心肺，症见水肿、喘促、心悸，用真武汤加味；若阳虚欲脱厥逆者，用四逆加人参汤。

### 速记歌诀

胸痹虚实宜补通，胸背彻痛闷如窒，
心胸气滞疏肝散，血府逐瘀活法立，
栝蒌半夏通痰阻，寒凝积蕴当归逆，
气阴生脉合养荣，心肾阴者天王宜，
心肾阳虚补心阳，参附右归从本议。

### 真心痛

| 证型 | 辨证要点 | 治法 | 代表方 |
|------|----------|------|--------|
|  | 心胸刺痛，伴短气乏力，汗出心悸，舌边有齿痕，舌质暗淡或有瘀点瘀斑，舌苔薄白，脉弦细无力 |  |  |
|  | 胸痛彻背，胸闷气短，心悸不宁，神疲乏力，形寒肢冷，舌淡暗，苔白腻，脉沉无力，迟缓或结代 | 温补心阳，散寒通脉 |  |
|  | 心胸绞痛，胸中憋闷或有窒息感，面色苍白，大汗淋漓，四肢厥冷，口开目合，手撒尿遗，脉疾数无力或脉微欲绝 |  |  |

## 真心痛

| 证型 | 辨证要点 | 治法 | 代表方 |
|------|---------|------|--------|
| 气虚血瘀 | 心胸刺痛，伴短气乏力，汗出心悸，舌边有齿痕，舌质暗淡或有瘀点瘀斑，舌苔薄白，脉弦细无力 | 益气活血，通脉止痛 | 保元汤合血府逐瘀汤加减 |
| 寒凝心脉 | 胸痛彻背，胸闷气短，心悸不宁，神疲乏力，形寒肢冷，舌淡暗，苔白腻，脉沉无力，迟缓或结代 | 温补心阳，散寒通脉 | 当归四逆汤加味 |
| 正虚阳脱 | 心胸绞痛，胸中憋闷或有窒息感，面色苍白，大汗淋漓，四肢厥冷，口开目合，手撒尿遗，脉疾数无力或脉微欲绝 | 回阳救逆，益气固脱 | 四逆加人参汤加减 |

### 速记歌诀

真心痛者烈而久，本虚标实发病急，
气虚血瘀保血府，寒凝当归加四逆，
正虚阳脱人参汤，四逆加减回阳治。

# 第三节　不　寐

## 一、概念及源流

1. 概念

不寐是以经常不能获得正常睡眠为特征的一类病证。主要表现为睡眠时间、深度的不足，轻者入睡困难，或寐而不酣、时寐时醒，或醒后不能再寐，重者彻夜不寐。

2. 源流

| 年代·作者·著作 | 主要贡献 |
|---|---|
|  | 不寐在 _____ 中称为"不得卧""目不瞑"。_____ 载有"胃不和则卧不安" |

## 二、病因病机

1. 常见病因

不寐的常见病因有 _____、情志失常、_____、病后体虚。

2. 主要病机

| 病位 | 主要在_____，与_____有关 |
|---|---|
| 基本病机 | _____，_____ |

# 第三节　不　寐

## 一、概念及源流

1. 概念

不寐是以经常不能获得正常睡眠为特征的一类病证。主要表现为睡眠时间、深度的不足，轻者入睡困难，或寐而不酣、时寐时醒，或醒后不能再寐，重者彻夜不寐。

2. 源流

| 年代·作者·著作 | 主要贡献 |
|---|---|
| 《黄帝内经》 | 不寐在《内经》中称为"不得卧""目不瞑"。《素问·逆调论》载有"胃不和则卧不安" |

## 二、病因病机

1. 常见病因

不寐的常见病因有饮食不节、情志失常、劳逸失调、病后体虚。

2. 主要病机

| 病位 | 主要在心，与肝、脾、肾有关 |
|---|---|
| 基本病机 | 阳盛阴衰，阴阳失交 |

续表

| | |
|---|---|
| 病理性质 | 有虚实两面，_____、_____、_____、_____ 为实；心脾两虚、_____、_____、心神失养为虚，但久病可表现为虚实兼夹，或为____所致 |

## 三、治疗原则

治疗当以_____，调整____为原则。

在泻实补虚的基础上选加_____之品。

## 四、分证论治

| 证型 | 辨证要点 | 治法 | 代表方 |
|---|---|---|---|
| | 不寐多梦，甚至彻夜不眠，急躁易怒，头晕头胀，目赤耳鸣，口干而苦，舌红苔黄，脉弦而数 | | |
| | 心烦不寐，伴口苦，舌偏红，苔黄腻，脉滑数 | 清化痰热，和中安神 | |
| 心脾两虚 | 不寐多梦易醒，心悸健忘，神疲食少，腹胀便溏，面色少华，舌淡苔薄，脉细无力 | | |

续表

| 病理性质 | 有虚实两面，肝郁化火、痰热内扰、心神不安为实；心脾两虚、心胆气虚、心肾不交、心神失养为虚，但久病可表现为虚实兼夹，或为瘀血所致 |
|---|---|

### 三、治疗原则

治疗当以补虚泻实，调整脏腑阴阳为原则。
在泻实补虚的基础上选加安神之品。

### 四、分证论治

| 证型 | 辨证要点 | 治法 | 代表方 |
|---|---|---|---|
| 肝火扰心 | 不寐多梦，甚至彻夜不眠，急躁易怒，头晕头胀，目赤耳鸣，口干而苦，舌红苔黄，脉弦而数 | 疏肝泻火，镇心安神 | 龙胆泻肝汤加减 |
| 痰热扰心 | 心烦不寐，伴口苦，舌偏红，苔黄腻，脉滑数 | 清化痰热，和中安神 | 黄连温胆汤加减 |
| 心脾两虚 | 不寐多梦易醒，心悸健忘，神疲食少，腹胀便溏，面色少华，舌淡苔薄，脉细无力 | 补益心脾，养血安神 | 归脾汤加减 |

续表

| 证型 | 辨证要点 | 治法 | 代表方 |
|------|----------|------|--------|
|  | 心烦不寐，伴头晕耳鸣，腰膝酸软，潮热盗汗，五心烦热，舌红少苔，脉细数 |  |  |
|  | 不寐，多噩梦，易惊醒，胆怯心悸，伴气短自汗，倦怠乏力，舌淡，脉弦细 | 益气镇惊，安神定志 |  |

【加减】

肝火扰心：若见肝胆之火上炎的重症，彻夜不寐，头晕目眩，头痛欲裂，躁怒，便秘，可服_____。

痰热扰心：若不寐伴胸闷嗳气，脘腹胀满，加用_____；若饮食停滞，用_____。若痰热盛，痰火上扰心神，彻夜不寐，大便秘结者，可用_____。

心肾不交：心阴不足，用_____。心血不足，心火亢盛，用_____。

续表

| 证型 | 辨证要点 | 治法 | 代表方 |
|------|----------|------|--------|
| 心肾不交 | 心烦不寐，伴头晕耳鸣，腰膝酸软，潮热盗汗，五心烦热，舌红少苔，脉细数 | 滋阴降火，交通心肾 | 六味地黄丸合交泰丸加减 |
| 心胆气虚 | 不寐，多噩梦，易惊醒，胆怯心悸，伴气短自汗，倦怠乏力，舌淡，脉弦细 | 益气镇惊，安神定志 | 安神定志丸合酸枣仁汤加减 |

**【加减】**

肝火扰心：若见肝胆之火上炎的重症，彻夜不寐，头晕目眩，头痛欲裂，躁怒，便秘，可服当归龙荟丸。

痰热扰心：若不寐伴胸闷嗳气，脘腹胀满，加用半夏秫米汤；若饮食停滞，用保和丸。若痰热盛，痰火上扰心神，彻夜不寐，大便秘结者，可用礞石滚痰丸。

心肾不交：心阴不足，用天王补心丹。心血不足，心火亢盛，用朱砂安神丸。

**速记歌诀**

不寐虚实道理深，肝郁化火龙胆斟，
痰热内扰胃不和，温胆为法崇经云，
心脾两虚归脾施，心肾不交六味丸，
心胆气虚安神志，是疾尚虚医精神。

# 第三章 脑系病证

## 第一节 头 痛

### 一、概念及源流

1. 概念

头痛是临床常见的自觉症状，可单独出现，亦可见于多种疾病的过程中。

2. 头痛的源流

| 年代·作者·著作 | 主要贡献 |
| --- | --- |
|  | 头痛一证首载于____。《素问·风论》中称之为"首风""脑风"，并描述了其临床特点，指出外感与内伤是导致头痛发生的主要病因 |
|  | 李东垣在《东垣十书》中，将头痛分为外感头痛和内伤头痛 |

### 二、病因病机

1. 常见病因

_____、_____、饮食劳倦及体虚久病、先天不足或房事不节、_____。

2. 病机及转化

| 病位 | 外感头痛在____，内伤头痛在_____ |
| --- | --- |

# 第三章　脑系病证

## 第一节　头　痛

### 一、概念及源流

1. 概念

头痛是临床常见的自觉症状，可单独出现，亦可见于多种疾病的过程中。

2. 头痛的源流

| 年代·作者·著作 | 主要贡献 |
|---|---|
| 《黄帝内经》 | 头痛一证首载于《内经》。《素问·风论》中称之为"首风""脑风"，并描述了其临床特点，指出外感与内伤是导致头痛发生的主要病因 |
| 李东垣《东垣十书》 | 李东垣在《东垣十书》中，将头痛分为外感头痛和内伤头痛 |

### 二、病因病机

1. 常见病因

感受外邪、情志失调、饮食劳倦及体虚久病、先天不足或房事不节、头部外伤或久病入络。

2. 病机及转化

| 病位 | 外感头痛在表，内伤头痛在肝、脾、肾 |
|---|---|

续表

| 基本病机 | ____则痛和____则痛<br>外感头痛为_____，_____，络脉不通<br>内伤头痛与____、____、____三脏的功能失调有关 |
|---|---|
| 病理性质 | 外感头痛病性多_____；内伤头痛病性较为复杂，_____、____之头痛多属虚证。____、____、____所致之头痛多属实证 |

## 三、辨证要点与治疗原则

1. 辨证要点

（1）外感头痛与内伤头痛的鉴别要点

外感头痛者多有起居不慎、感受外邪的病史，起病较急，病势较剧，多表现为_____、跳痛、____、____、重痛、痛无休止。

内伤头痛者常有饮食劳倦、房事不节、病后体虚等病史，一般起病缓慢，病势较缓，多表现为____、空痛、昏痛、痛处____痛势悠悠，____加重，时作时止。

（2）辨头痛之相关经络

| 太阳头痛 | 多在____，____ |
|---|---|
| 阳明头痛 | 多在_____及_____ |
| 少阳头痛 | 多在_____，并连及于_____ |
| 厥阴头痛 | 在____部位，或____ |

续表

| | |
|---|---|
| 基本病机 | 不通则痛和不荣则痛<br>外感头痛为外邪上扰清窍，壅滞经络，络脉不通<br>内伤头痛与肝、脾、肾三脏的功能失调有关 |
| 病理性质 | 外感头痛病性多属表属实；内伤头痛病性较为复杂，气血亏虚、肾精不足之头痛多属虚证。肝阳、痰浊、瘀血所致之头痛多属实证 |

## 三、辨证要点与治疗原则

1. 辨证要点

（1）外感头痛与内伤头痛的鉴别要点

外感头痛者多有起居不慎、感受外邪的病史，起病较急，病势较剧，多表现为掣痛、跳痛、灼痛、胀痛、重痛、痛无休止。

内伤头痛者常有饮食劳倦、房事不节、病后体虚等病史，一般起病缓慢，病势较缓，多表现为隐痛、空痛、昏痛、痛处固定、痛势悠悠，遇劳加重，时作时止。

（2）辨头痛之相关经络

| 太阳头痛 | 多在头后部，下连于项 |
|---|---|
| 阳明头痛 | 多在前额部及眉棱骨等处 |
| 少阳头痛 | 多在头之两侧，并连及于耳 |
| 厥阴头痛 | 在颠顶部位，或连目系 |

2. 治疗原则

外感头痛多属实证，以____为主，治疗当以____，兼用____、____、____之品。内伤头痛多属虚证或虚实夹杂证，虚者宜____、____；实证当平肝、化痰、行瘀；虚实夹杂者，宜扶正祛邪兼顾。

3. 根据头痛的不同部位选用不同的"引经药"

太阳头痛，选用____、____、____；阳明头痛，选用____、____、____；少阳头痛，选用____、____、____；厥阴头痛，选用____、____等。

## 四、分证论治

| 证型 | 辨证要点 | 治法 | 代表方 |
|---|---|---|---|
| 外感 | 头痛时作，痛连项背，恶风畏寒，脉浮紧 | 疏风散寒止痛 | |
| 外感头痛 | 头胀痛，甚则头胀如裂，面红目赤，便秘溲赤，舌尖红，苔薄黄，脉浮数 | | |
| | 头痛如裹，肢体困重，苔白腻，脉濡 | 祛风胜湿通窍 | |

2. 治疗原则

外感头痛多属实证，以风邪为主，治疗当以祛风为主，兼用散寒、祛湿、清热之品。内伤头痛多属虚证或虚实夹杂证，虚者宜益气养血、益肾填精；实证当平肝、化痰、行瘀；虚实夹杂者，宜扶正祛邪兼顾。

3. 根据头痛的不同部位选用不同的"引经药"

太阳头痛，选用羌活、蔓荆子、川芎；阳明头痛，选用葛根、白芷、知母；少阳头痛，选用柴胡、黄芩、川芎；厥阴头痛，选用吴茱萸、藁本等。

## 四、分证论治

| 证型 | | 辨证要点 | 治法 | 代表方 |
|---|---|---|---|---|
| 外感头痛 | 风寒头痛 | 头痛时作，痛连项背，恶风畏寒，脉浮紧 | 疏风散寒止痛 | 川芎茶调散加减 |
| | 风热头痛 | 头胀痛，甚则头胀如裂，面红目赤，便秘溲赤，舌尖红，苔薄黄，脉浮数 | 疏风清热和络 | 芎芷石膏汤加减 |
| | 风湿头痛 | 头痛如裹，肢体困重，苔白腻，脉濡 | 祛风胜湿通窍 | 羌活胜湿汤加减 |

续表

| 证型 | | 辨证要点 | 治法 | 代表方 |
|---|---|---|---|---|
| 内伤头痛 | | 头昏胀痛，两侧为重，心烦易怒，或胁痛，舌红苔黄，脉弦数 | | |
| | | 头痛隐隐，遇劳加重，纳食减少，神疲乏力，气短懒言 | 健脾益气升清 | |
| | | 头痛昏蒙，纳呆呕恶，舌苔白腻，脉弦滑 | | |
| | | 头痛且空，眩晕耳鸣，腰膝酸软，舌红少苔，脉细无力 | | |
| | 瘀血头痛 | 痛处固定不移，痛如锥刺，舌紫暗，有瘀斑，脉细涩 | | |

续表

| 证型 | | 辨证要点 | 治法 | 代表方 |
|---|---|---|---|---|
| 内伤头痛 | 肝阳头痛 | 头昏胀痛，两侧为重，心烦易怒，或胁痛，舌红苔黄，脉弦数 | 平肝潜阳息风 | 天麻钩藤饮加减 |
| | 气虚头痛 | 头痛隐隐，遇劳加重，纳食减少，神疲乏力，气短懒言 | 健脾益气升清 | 益气聪明汤加减 |
| | 痰浊头痛 | 头痛昏蒙，纳呆呕恶，舌苔白腻，脉弦滑 | 健脾燥湿，化痰息风 | 半夏白术天麻汤加减 |
| | 肾虚头痛 | 头痛且空，眩晕耳鸣，腰膝酸软，舌红少苔，脉细无力 | 养阴补肾，填精生髓 | 大补元煎加减 |
| | 瘀血头痛 | 痛处固定不移，痛如锥刺，舌紫暗，有瘀斑，脉细涩 | 活血化瘀，通窍止痛 | 通窍活血汤加减 |

**【加减】**

1. 外感头痛

风寒头痛：寒邪侵于厥阴经脉，颠顶头痛，用
_____；寒邪客于少阴经脉，症见头痛、足寒、气逆、
背冷、脉沉细，方用_____。

风热头痛：风热头痛，大便秘结、口舌生疮者，可
用_____。

风湿头痛：病发于夏季，感受暑湿，胸闷欲呕者，
方选_____加味。

2. 内伤头痛

气虚头痛：若气血两虚，用_____加减。

痰浊头痛：若痰湿久郁化热，舌苔黄腻，用_____。

肾虚头痛：肾阴亏虚，虚火上炎，用_____；肾
阳不足者，选_____。

## 【加减】

1. 外感头痛

风寒头痛：寒邪侵于厥阴经脉，颠顶头痛，用吴茱萸汤；寒邪客于少阴经脉，症见头痛、足寒、气逆、背冷、脉沉细，方用麻黄附子细辛汤。

风热头痛：风热头痛，大便秘结、口舌生疮者，可用黄连上清丸。

风湿头痛：病发于夏季，感受暑湿，胸闷欲呕者，方用黄连香薷饮加味。

2. 内伤头痛

气虚头痛：若气血两虚，用人参养荣汤加减。

痰浊头痛：若痰湿久郁化热，舌苔黄腻，用黄连温胆汤。

肾虚头痛：肾阴亏虚，虚火上炎，用知柏地黄丸；肾阳不足者，选右归丸或金匮肾气丸。

## 速记歌诀

头痛自觉病由多，外感内伤需区分，
风寒川芎茶调解，风热芎芷石膏见，
风湿羌活为胜湿，肝阳天麻潜息风，
气虚聪明血四物，痰浊半夏白术伴，
肾虚大补益精髓，瘀血通窍来止痛。

# 第二节　眩　晕

## 一、概念及源流

1. 概念

眩是指眼花或眼前 ____；晕是指 _____ 或感觉 _____。二者常同时并见，故统称为"眩晕"。轻者闭目即止；重者如坐车船，旋转不定，不能站立，或伴有恶心、呕吐、汗出，甚则昏倒等症状。

2. 源流

| 年代·作者·著作 | 主要贡献 |
|---|---|
| | 眩晕最早见于 _____，称之为"眩冒"。《素问·至真要大论》云："_____，皆属于____。"《灵枢·海论》曰："髓海不足，则脑转耳鸣，胫酸眩冒。" |
| | 强调"无痰则不作眩" |
| | 强调"无虚不能作眩" |
| | _____记载了"眩运者，中风之渐也"。认识到眩晕与中风之间有一定的内在联系 |

# 第二节 眩 晕

## 一、概念及源流

1. 概念

眩是指眼花或眼前发黑；晕是指头晕或感觉自身或外界景物旋转。二者常同时并见，故统称为"眩晕"。轻者闭目即止；重者如坐车船，旋转不定，不能站立，或伴有恶心、呕吐、汗出，甚则昏倒等症状。

2. 源流

| 年代 · 作者 · 著作 | 主要贡献 |
|---|---|
| 《黄帝内经》 | 眩晕最早见于《内经》，称之为"眩冒"。《素问·至真要大论》云："诸风掉眩，皆属于肝。"《灵枢·海论》曰："髓海不足，则脑转耳鸣，胫酸眩冒。" |
| 《丹溪心法》 | 强调"无痰则不作眩" |
| 《景岳全书》 | 强调"无虚不能作眩" |
| 《医学正传》 | 《医学正传》记载了"眩运者，中风之渐也"。认识到眩晕与中风之间有一定的内在联系 |

## 二、病因病机

1. 常见病因

_____、年高体弱、_____、_____、外感
_____、_____、头脑外伤。

2. 病机

虚者为 _____，_____；实者为 ____、____、
____、____扰乱，清窍失养。

本病病位在____，与____、____、____三脏相关。

## 三、辨证要点与治疗原则

1. 辨证要点

①辨_____。②辨_____。

2. 治疗原则

基本原则是 _____，_____。虚者当 _____、
_____、_____。实证当 _____、
_____、_____。

## 四、分证论治

| 证型 | 辨证要点 | 治法 | 代表方 |
|------|----------|------|--------|
|  | 眩晕，耳鸣，遇烦劳郁怒而加重，急躁易怒，肢麻震颤，舌红苔黄，脉弦或数 | 平肝潜阳，清火息风 |  |
| 气血亏虚 | 眩晕，动则加剧，神疲乏力，面色㿠白，倦怠懒言，唇甲不华，心悸少寐，脉细弱 |  |  |

## 二、病因病机

1. 常见病因

情志不遂、年高体弱、久病劳倦、饮食不节、外感六淫、跌仆损伤、头脑外伤。

2. 病机

虚者为气血精不足，髓海失养；实者为风、火、痰、瘀扰乱，清窍失养。

本病病位在脑窍，与肝、脾、肾三脏相关。

## 三、辨证要点与治疗原则

1. 辨证要点

①辨相关脏腑。②辨标本虚实。

2. 治疗原则

基本原则是补虚泻实，调整阴阳。虚者当滋养肝肾、补益气血、填精生髓。实证当潜阳息风、清肝泻火、化痰行瘀。

## 四、分证论治

| 证型 | 辨证要点 | 治法 | 代表方 |
|------|----------|------|--------|
| 肝阳上亢 | 眩晕，耳鸣，遇烦劳郁怒而加重，急躁易怒，肢麻震颤，舌红苔黄，脉弦或数 | 平肝潜阳，清火息风 | 天麻钩藤饮加减 |
| 气血亏虚 | 眩晕，动则加剧，神疲乏力，面色㿠白，倦怠懒言，唇甲不华，心悸少寐，脉细弱 | 补益气血，调养心脾 | 归脾汤加减 |

续表

| 证型 | 辨证要点 | 治法 | 代表方 |
|---|---|---|---|
| | 眩晕日久，精神萎靡，腰酸膝软，或遗精滑泄，耳鸣齿摇；或五心烦热，舌红少苔，脉细数；或面色㿠白，形寒肢冷，舌淡嫩苔白，脉弱尺甚 | | 左归丸加减 |
| | 眩晕，头重昏蒙，呕吐痰涎，舌苔白腻，脉濡滑 | | |
| 瘀血阻窍 | 眩晕时作，头痛如刺，面唇紫暗，舌暗有瘀斑，脉涩或细涩 | | |

**【加减】**

肝阳上亢：若目赤、便秘，可加_____。

气血亏虚：若中气不足，清阳不升，便溏下坠，可合_____。

肾精不足：若阴损及阳，肾阳虚明显，形寒怕冷、舌淡、脉沉者，予_____。

痰湿中阻：痰郁化火，用_____。

续表

| 证型 | 辨证要点 | 治法 | 代表方 |
|------|---------|------|--------|
| 肾精不足 | 眩晕日久，精神萎靡，腰酸膝软，或遗精滑泄，耳鸣齿摇；或五心烦热，舌红少苔，脉细数；或面色㿠白，形寒肢冷，舌淡嫩苔白，脉弱尺甚 | 滋养肝肾，益精填髓 | 左归丸加减 |
| 痰湿中阻 | 眩晕，头重昏蒙，呕吐痰涎，舌苔白腻，脉濡滑 | 化痰祛湿，健脾和胃 | 半夏白术天麻汤加减 |
| 瘀血阻窍 | 眩晕时作，头痛如刺，面唇紫暗，舌暗有瘀斑，脉涩或细涩 | 祛瘀生新，活血通窍 | 通窍活血汤加减 |

**【加减】**

肝阳上亢：若目赤、便秘，可加当归龙荟丸。

气血亏虚：若中气不足，清阳不升，便溏下坠，可合补中益气汤。

肾精不足：若阴损及阳，肾阳虚明显，形寒怕冷、舌淡、脉沉者，予右归丸。

痰湿中阻：痰郁化火，用黄连温胆汤。

**速记歌诀**

诸风掉眩肝风荡，髓亏气乏痰火伤，
晕眩呕恶汗自泄，急标缓本辨证昌，
肝阳上亢天麻潜，气血亏虚归脾汤，
痰浊中阻夏白术，肾亏左归瘀通。

# 第三节 中 风

## 一、概念及源流

1. 概念

中风是以_____、_____，伴_____、_____、语言不利为症状的病证；病轻者可无昏仆，而仅见口眼㖞斜及半身不遂等症状。

2. 源流

唐宋以前，中风以____学说为主，多从"内虚邪中"立论，治疗主要以疏风散邪，扶助正气为法。唐宋以后，特别是金元时期，突出以____立论。如张元素认为病因是热；刘河间主"心火暴盛"；李东垣认为属"正气自虚"；朱丹溪主张"湿痰生热"。

| 年代·作者·著作 | 主要贡献 |
|---|---|
|  | 主张"湿痰生热"，认为"痰生热，热生风也" |
|  | 提出"真中""类中"病名。_____曰："因于风者，真中风也；因于火、因于气、因于湿者，类中风而非中风也。" |
|  | 认为本病与外风无关，而倡导"非风"之说，并提出_____的论点 |
|  | 将中风中脏腑明确分为____二证 |

# 第三节 中 风

## 一、概念及源流

1. 概念

中风是以猝然昏仆、不省人事，伴半身不遂、口眼喝斜、语言不利为症状的病证；病轻者可无昏仆，而仅见口眼喝斜及半身不遂等症状。

2. 源流

唐宋以前，中风以"外风"学说为主，多从"内虚邪中"立论，治疗主要以疏风散邪，扶助正气为法。唐宋以后，特别是金元时期，突出以"内风"立论。如张元素认为病因是热；刘河间主"心火暴盛"；李东垣认为属"正气自虚"；朱丹溪主张"湿痰生热"。

| 年代·作者·著作 | 主要贡献 |
|---|---|
| 朱丹溪《丹溪心法》 | 主张"湿痰生热"，认为"痰生热，热生风也" |
| 元·王履《医经溯洄集》 | 提出"真中""类中"病名。《医经溯洄集》曰："因于风者，真中风也；因于火、因于气、因于湿者，类中风而非中风也。" |
| 明·张景岳《景岳全书·非风》 | 认为本病与外风无关，而倡导"非风"之说，并提出"内伤积损"的论点 |
| 明·李中梓《医宗必读》 | 将中风中脏腑明确分为闭、脱二证 |

续表

| 年代·作者·著作 | 主要贡献 |
|---|---|
|  | 开始_____立论，《临证指南医案》进一步阐明了"精血衰耗，水不涵木""肝阳偏亢，内风时起"的发病机理，并提出滋液息风、补阴潜阳，以及开闭、固脱等法 |
|  | 指出中风半身不遂、偏身麻木是由于"气虚血瘀"所致，立_____治疗偏瘫，至今仍为临床常用处方 |

## 二、病因病机

1. 常见病因

积损正虚、____、____、饮食不节。

2. 主要病机

| 病位 | 病位在____，与____、____、____、____密切相关 |
|---|---|
| 基本病机 | _____，_____，上犯于脑 |
| 致病之本 | _____或_____ |
| 发病之标 | ___、___、___、___ |

续表

| 年代·作者·著作 | 主要贡献 |
|---|---|
| 清·叶天士 | 开始明确以"内风"立论,《临证指南医案》进一步阐明了"精血衰耗,水不涵木""肝阳偏亢,内风时起"的发病机理,并提出滋液息风、补阴潜阳,以及开闭、固脱等法 |
| 清·王清任 | 指出中风半身不遂、偏身麻木是由于"气虚血瘀"所致,立补阳还五汤治疗偏瘫,至今仍为临床常用处方 |

## 二、病因病机

1. 常见病因

积损正虚、情志失调、劳欲过度、饮食不节。

2. 主要病机

| 病位 | 病位在脑,与心、肝、脾、肾密切相关。 |
|---|---|
| 基本病机 | 阴阳失调,气血逆乱,上犯于脑 |
| 致病之本 | 气血不足或肝肾阴虚 |
| 发病之标 | 风、火、痰、瘀 |

### 三、鉴别诊断

中风与口僻、痫证、厥证、痉证的鉴别要点

①口僻：俗称吊线风，主要症状是_____。口僻之口眼㖞斜，常伴耳后疼痛，而无_____或____等表现，多因_____，风邪入于脉络，_____所致，_____均可罹患。

②痫证：阵发性神志异常的疾病，猝发仆地时常_____，如猪羊啼叫，_____而_____；中风则仆地无声，一般无四肢抽搐及口吐涎沫的表现。痫证之神昏多为时短暂，移时可自行苏醒，醒后_____，或留有轻度头昏、乏力等症，但可再发；中风患者昏仆倒地，其神昏症状严重，持续时间长，_____，需及时治疗方可逐渐清醒。中风多_____半身不遂、口眼㖞斜等症，亦与痫证不同。

③厥证：厥证也有突然昏仆、不省人事之表现。一般而言，厥证神昏时间____，发作时常伴有四肢逆冷，一般移时_____，醒后____半身不遂、口眼㖞斜、言语不利等表现。

④痉证：痉证以_____、_____，甚至_____为主症，发病时也可伴有神昏，但痉证患者之神昏多出现在_____。痉证患者抽搐时间_____；中风患者抽搐时间短。痉证患者无_____、_____等症状。

### 三、鉴别诊断

中风与口僻、痫证、厥证、痉证的鉴别要点

①口僻：俗称吊线风，主要症状是口眼㖞斜。口僻之口眼㖞斜，常伴耳后疼痛，而无半身不遂或神志障碍等表现，多因正气不足，风邪入于脉络，气血痹阻所致，不同年龄均可罹患。

②痫证：阵发性神志异常的疾病，猝发仆地时常口中作声，如猪羊啼叫，四肢频抽而口吐白沫；中风则仆地无声，一般无四肢抽搐及口吐涎沫的表现。痫证之神昏多为时短暂，移时可自行苏醒，醒后一如常人，或留有轻度头昏、乏力等症，但可再发；中风患者昏仆倒地，其神昏症状严重，持续时间长，难以自行苏醒，需及时治疗方可逐渐清醒。中风多伴有半身不遂、口眼㖞斜等症，亦与痫证不同。

③厥证：厥证也有突然昏仆、不省人事之表现。一般而言，厥证神昏时间短暂，发作时常伴有四肢逆冷，一般移时可自行苏醒，醒后无半身不遂、口眼㖞斜、言语不利等表现。

④痉证：痉证以四肢抽搐、项背强直，甚至角弓反张为主症，发病时也可伴有神昏，但痉证患者之神昏多出现在抽搐之后。痉证患者抽搐时间长；中风患者抽搐时间短。痉证患者无半身不遂、口眼㖞斜等症状。

## 四、辨证要点与治疗原则

1. 辨证要点

（1）辨病期

中风的病期可以分为＿＿＿期、＿＿＿期、＿＿＿期三个阶段。中风的急性期是指发病后＿＿＿＿，中脏腑类最长病期可至＿＿＿；恢复期是发病2周或1个月至＿＿＿；后遗症期系发病＿＿＿＿＿＿者。

（2）辨中经络与中脏腑

凡半身不遂、口眼㖞斜、舌强语謇而意识清醒者，则为＿＿＿；若有神志昏蒙者，则属＿＿＿。鉴别要点是＿＿＿＿＿＿＿＿。

（3）中脏腑辨闭证与脱证

闭证属＿＿＿＿，因邪气内闭清窍所致。症见神志昏迷、＿＿＿、＿＿＿、两手握固、肢体强痉等。脱证属＿＿＿＿，乃为五脏真阳散脱、阴阳即将离决之候。症见神志昏愦无知、＿＿＿＿、四肢松懈瘫软、＿＿＿＿＿、二便自遗、鼻息低微等。

（4）闭证辨阳闭与阴闭

阳闭有＿＿＿＿＿＿＿＿＿之象，如身热面赤、气粗鼻鼾、痰声拽锯、便秘溲黄、舌苔黄腻、舌绛干，甚则舌体卷缩，脉弦滑而数。阴闭有＿＿＿＿＿＿＿之征，如面白唇紫、痰涎壅盛、四肢不温、舌苔白腻、脉沉滑等。

（5）辨病势顺逆

2. 治疗原则

（1）分清病期，兼顾标本缓急

中经络以＿＿＿＿＿＿＿、＿＿＿＿＿＿＿＿＿为主；中脏腑闭证应＿＿＿＿＿，＿＿＿＿＿，＿＿＿＿＿；脱证急宜＿＿＿＿＿＿＿。

### 四、辨证要点与治疗原则

1. 辨证要点

（1）辨病期

中风的病期可以分为急性期、恢复期、后遗症期三个阶段。中风的急性期是指发病后 2 周内，中脏腑类最长病期可至 1 个月；恢复期是发病 2 周或 1 个月至半年内；后遗症期系发病半年以上者。

（2）辨中经络与中脏腑

凡半身不遂、口眼㖞斜、舌强语謇而意识清醒者，则为中经络；若有神志昏蒙者，则属中脏腑。鉴别要点是有无神志障碍。

（3）中脏腑辨闭证与脱证

闭证属实，因邪气内闭清窍所致。症见神志昏迷、牙关紧闭、口噤不开、两手握固、肢体强痉等。脱证属虚，乃为五脏真阳散脱、阴阳即将离决之候。症见神志昏愦无知、目合口开、四肢松懈瘫软、手撒肢冷汗多、二便自遗、鼻息低微等。

（4）闭证辨阳闭与阴闭

阳闭有瘀热痰火之象，如身热面赤、气粗鼻鼾、痰声拽锯、便秘溲黄、舌苔黄腻、舌绛干，甚则舌体卷缩，脉弦滑而数。阴闭有寒湿痰浊之征，如面白唇紫、痰涎壅盛、四肢不温、舌苔白腻、脉沉滑等。

（5）辨病势顺逆

2. 治疗原则

（1）分清病期，兼顾标本缓急

中经络以平肝息风，化痰祛瘀通络为主；中脏腑闭证应息风清火，豁痰开窍，通腑泄热；脱证急宜救阴回阳固脱。

（2）正确使用通下之法

中经络的治法是_____，_____。

中风中脏腑阳闭的治法是_____，_____。

## 五、分证论治

| 证型 | | 辨证要点 | 治法 | 代表方 |
|---|---|---|---|---|
| 中经络 | | 突发口眼㖞斜，流涎，舌强言謇，甚则半身不遂，舌苔薄白或紫暗，有瘀斑，脉弦涩或小滑 | 息风化痰，活血通络 | |
| | | 平素眩晕头痛，耳鸣面赤，腰膝酸软，突发口眼㖞斜，舌强语謇，脉弦细数或弦滑 | | |
| 中脏腑 | 阳闭 | 突然昏仆，牙关紧闭，两手握固，面红气粗，躁动不安，舌红苔黄，脉弦滑有力 | | 先服____，并用____ |
| | | 突然昏仆，牙关紧闭，两手握固，面白唇紫暗，四肢不温，舌暗苔白腻滑，脉沉滑 | 豁痰息风，辛温开窍 | 急用____并用____ |
| | | 突然昏仆，目合口张，手撒肢冷，舌痿，脉微欲绝或浮大无根 | | 立即用_____加味 |

（2）正确使用通下之法

中风中经络的治法是平肝熄风，化痰通络。

中风中脏腑阳闭的治法是息风清火，豁痰开窍。

## 五、分证论治

| 证型 | | 辨证要点 | 治法 | 代表方 |
|---|---|---|---|---|
| 中经络 | 风痰瘀阻 | 突发口眼㖞斜，流涎，舌强言謇，甚则半身不遂，舌苔薄白或紫暗，有瘀斑，脉弦涩或小滑 | 息风化痰，活血通络 | 半夏白术天麻汤合桃仁红花煎加减 |
| | 风阳上扰 | 平素眩晕头痛，耳鸣面赤，腰膝酸软，突发口眼㖞斜，舌强语謇，脉弦细数或弦滑 | 镇肝息风，育阴潜阳 | 镇肝息风汤或天麻钩藤饮加减 |
| 中脏腑 | 阳闭 | 突然昏仆，牙关紧闭，两手握固，面红气粗，躁动不安，舌红苔黄，脉弦滑有力 | 清肝息风，豁痰开窍 | 先服至宝丹或安宫牛黄丸，并用羚角钩藤汤 |
| | 阴闭 | 突然昏仆，牙关紧闭，两手握固，面白唇紫暗，四肢不温，舌暗苔白腻滑，脉沉滑 | 豁痰息风，辛温开窍 | 急用苏合香丸，并用涤痰汤 |
| | 脱证 | 突然昏仆，目合口张，手撒肢冷，舌痿，脉微欲绝或浮大无根 | 回阳救阴，益气固脱 | 立即用大剂参附汤合生脉散加味 |

续表

| 证型 | 辨证要点 | 治法 | 代表方 |
|------|----------|------|--------|
| 恢复期 | 口眼㖞斜，舌紫暗或有瘀斑，苔滑腻，脉弦滑或涩 | | |
| | 肢体偏枯不用，肢软无力，面色萎黄，舌淡紫有瘀斑，脉细涩或细弱 | 益气养血，化瘀通络 | |
| | 半身不遂，拘挛变形，肢体肌肉萎缩，舌红，脉细 | | |

【加减】

风痰瘀阻：中成药服＿＿＿＿＿＿＿。

阳闭：腹胀便秘，用＿＿＿＿＿＿。

续表

| 证型 | | 辨证要点 | 治法 | 代表方 |
|---|---|---|---|---|
| 恢复期 | 痰瘀阻络 | 口眼㖞斜，舌紫暗或有瘀斑，苔滑腻，脉弦滑或涩 | 化痰祛瘀，活血通络 | 温胆汤合四物汤加减 |
| | 气虚血瘀 | 肢体偏枯不用，肢软无力，面色萎黄，舌淡紫有瘀斑，脉细涩或细弱 | 益气养血，化瘀通络 | 补阳还五汤加减 |
| | 肝肾亏虚 | 半身不遂，拘挛变形，肢体肌肉萎缩，舌红，脉细 | 滋养肝肾 | 左归丸合地黄饮子加减 |

**【加减】**
风痰瘀阻：中成药服血塞通片。
阳闭：腹胀便秘，用礞石滚痰丸。

### 速记歌诀

#### 中风总括
中风猝起证多端，气血虚火及风痰，
肝肾阴虚为根本，真中类中外邪辨。

#### 中经络
半夏天麻通风痰，风阳上扰钩藤饮。

#### 中脏腑
中脏闭脱必须分，口噤手握二便频，
脱则手撒汗如淋，阳闭至宝安宫进，
阴闭苏合并涤痰，脱证参脉复阴阳。

#### 恢复期
肾亏左归地黄饮，温胆四物络痰瘀，
偏瘫补阳还五施，气虚血瘀病机转。

# 第四节  癫  狂

## 一、概念及源流

1. 概念

癫狂为精神失常疾病。癫证以精神抑郁、表情淡漠、沉默痴呆、语无伦次、_____为特征。狂证以精神亢奋、狂躁不安、喧扰不宁、骂詈毁物、_____为特征。

2. 源流

| 年代·作者·著作 | 主要贡献 |
| --- | --- |
| | 癫狂病名出自____。《素问·至真要大论》说："_____，皆属于火。" |

## 二、病因病机

1. 常见病因

癫狂的常见病因有_____、_____、禀赋不足。

2. 主要病机及转化

| 病位 | 病位在____，涉及____、____、____、____；久则伤____ |
| --- | --- |
| 基本病机 | _____失调或____失于平衡，产生____、____、____、____ |

# 第四节　癫　狂

## 一、概念及源流

### 1. 概念

癫狂为精神失常疾病。癫证以精神抑郁、表情淡漠、沉默痴呆、语无伦次、静而多喜为特征。狂证以精神亢奋、狂躁不安、喧扰不宁、骂詈毁物、动而多怒为特征。

### 2. 源流

| 年代·作者·著作 | 主要贡献 |
|---|---|
| 《黄帝内经》 | 癫狂病名出自《内经》。《素问·至真要大论》说："诸躁狂越，皆属于火。" |

## 二、病因病机

### 1. 常见病因

癫狂的常见病因有七情内伤、饮食失节、禀赋不足。

### 2. 主要病机及转化

| 病位 | 病位在脑，涉及肝、胆、心、脾；久则伤肾 |
|---|---|
| 基本病机 | 脏腑功能失调或阴阳失于平衡，产生气滞、痰结、火郁、血瘀 |

续表

| 病理因素 | ＿＿＿、＿＿＿、＿＿＿、＿＿＿，而以＿＿＿为先 |
|---|---|
| 病理性质 | ＿＿＿。分而言之，癫证病理以＿＿＿为主，多属虚证，病变脏腑在＿＿＿、＿＿＿、＿＿＿；狂证以痰火为主，多属实证，病变脏器涉及心、肝、胆 |

## 三、辨证要点与治疗原则

1. 辨证要点

一辨＿＿＿＿＿＿；二辨＿＿＿＿＿＿；三辨＿＿＿＿＿＿。

2. 治疗原则

癫证与狂证治疗总以＿＿＿＿＿＿为原则，以平为期。初期多以＿＿＿为主。治当＿＿＿＿＿，畅达神机，＿＿＿＿＿＿，＿＿＿＿＿＿。后期以＿＿＿＿＿＿为主。治当＿＿＿＿＿＿，＿＿＿＿＿＿，调整阴阳。

## 四、分证论治

| 证型 | 辨证要点 | 治法 | 代表方 |
|---|---|---|---|
| 癫证 | 精神抑郁，表情淡漠，苔腻而白，脉弦滑 | | |
| | 心悸易惊，善悲欲哭，肢体困乏，面色苍白，舌淡苔薄白，脉细弱无力 | 健脾养心，解郁安神 | |

续表

| 病理因素 | 气、痰、火、瘀，而以气郁为先 |
|---|---|
| 病理性质 | 本虚标实。分而言之，癫证病理以痰气为主，多属虚证，病变脏腑在心、肝、脾；狂证以痰火为主，多属实证，病变脏器涉及心、肝、胆 |

### 三、辨证要点与治疗原则

1. 辨证要点

一辨病情轻重；二辨病性虚实；三辨癫证与狂证。

2. 治疗原则

癫证与狂证治疗总以调整阴阳为原则，以平为期。初期多以邪实为主。治当理气解郁，畅达神机，泻火豁痰，化瘀通窍。后期以正虚为主。治当补益心脾，滋阴养血，调整阴阳。

### 四、分证论治

| 证型 | | 辨证要点 | 治法 | 代表方 |
|---|---|---|---|---|
| 癫证 | 痰气郁结 | 精神抑郁，表情淡漠，苔腻而白，脉弦滑 | 疏肝解郁，化痰醒神 | 逍遥散合涤痰汤加减 |
| | 心脾两虚 | 心悸易惊，善悲欲哭，肢体困乏，面色苍白，舌淡苔薄白，脉细弱无力 | 健脾养心，解郁安神 | 养心汤合越鞠丸加减 |

续表

| 证型 | 辨证要点 | 治法 | 代表方 |
|------|---------|------|--------|
| 狂证 | 突发骂詈叫号，不避亲疏，登高而歌，弃衣而走，苔多黄腻，脉弦滑数 | | |
| | 狂证久延，势已较缓，五心烦热，舌红少苔，脉细数 | 滋阴降火，安神定志 | |
| | 癫狂日久不愈，面色晦滞而秽，舌质紫暗，有瘀斑，脉弦细或细涩 | | |

**【加减】**

1. 癫证

痰气郁结：痰甚，可加用＿＿＿＿＿＿；若痰盛，脉滑大有力，形体壮实者，可暂用＿＿＿＿＿＿取吐；言语错乱，舌苔白腻，为＿＿＿＿＿＿，用＿＿＿＿＿。

2. 狂证

痰火扰神：痰火壅盛，舌苔黄腻垢者，用＿＿＿＿＿＿；脉弦实，肝胆火盛者，可用＿＿＿＿＿＿。

痰热瘀结：有蓄血内结者，加服＿＿＿＿＿＿；饥不食者，加＿＿＿＿＿＿。

| 证型 | | 辨证要点 | 治法 | 代表方 |
|---|---|---|---|---|
| 狂证 | 痰火扰神 | 突发骂詈叫号，不避亲疏，登高而歌，弃衣而走，苔多黄腻，脉弦滑数 | 镇心涤痰，清肝泻火 | 生铁落饮加减 |
| | 火盛伤阴 | 狂证久延，势已较缓，五心烦热，舌红少苔，脉细数 | 滋阴降火，安神定志 | 二阴煎合琥珀养心丹加减 |
| | 痰热瘀结 | 癫狂日久不愈，面色晦滞而秽，舌质紫暗，有瘀斑，脉弦细或细涩 | 豁痰化瘀，调畅气血 | 癫狂梦醒汤加减 |

## 【加减】

1. 癫证

痰气郁结：痰甚，可加用控涎丹；若痰盛，脉滑大有力，形体壮实者，可暂用三圣散取吐；言语错乱，舌苔白腻，为痰迷心窍，用苏合香丸。

2. 狂证

痰火扰神：痰火壅盛，舌苔黄腻垢者，用安宫牛黄丸；脉弦实，肝胆火盛者，可用当归龙荟丸。

痰热瘀结：有蓄血内结者，加服大黄䗪虫丸；饥不食者，加白金丸。

## 速记歌诀

### 癫证

癫证忧愁久致郁，气滞津聚伤心脾，
痰气郁结顺气导，心脾两虚养心宜。

### 狂证

狂证恼怒不得宣，化火夹痰神逆乱，
痰火扰神审病机，生铁落饮相加减，
痰热瘀结梦醒汤，二阴琥珀救伤阴。

# 第五节　痫　病

## 一、概念

痫病是一种_____的病证。临床以突然意识丧失，发则仆倒，不省人事，_____，_____，两目上视或_____为特征。移时苏醒，_____。

## 二、常见病因病机

1. 常见病因

禀赋异常、_____、_____、_____或患他病致脑窍损伤。

2. 病机

| 病位 | 病位在____，与____、____、____、____ |
|---|---|
| 基本病机 | _____，_____ |
| 病理性质 | _____ |
| 病理因素 | 涉及____、____、____、____等，其中尤以____作祟最为重要 |
| 影响痫病病机转化的关键 | _____和_____ |

# 第五节 痫 病

## 一、概念

痫病是一种发作性神志异常的病证。临床以突然意识丧失，发则仆倒，不省人事，强直抽搐，口吐涎沫，两目上视或口中怪叫为特征。移时苏醒，一如常人。

## 二、病因病机

1. 常见病因

禀赋异常、情志失调、饮食不节、跌仆外伤或患他病致脑窍损伤。

2. 病机

| 病位 | 病位在脑，与心、肝、脾、肾 |
|------|------|
| 基本病机 | 气机逆乱，元神失控 |
| 病理性质 | 虚实夹杂 |
| 病理因素 | 涉及风、火、痰、瘀等，其中尤以痰邪作祟最为重要 |
| 影响痫病病机转化的关键 | 痰浊之浅深和正气之盛衰 |

### 三、辨证要点与治疗原则

1. 辨证要点

（1）辨_____

判断本病之轻重决定于两个方面：一是_____，一般持续时间长则病重，持续时间短则病轻；二是_____，即间隔时间短则病重，间隔时间长则病轻。其临床表现的轻重与痰浊之浅深和正气之盛衰密切相关。

（2）辨_____

发作期多实或实中夹虚；休止期多虚或虚中夹实。实者当辨____、____、____、_____之别；虚者则当区分_____、_____、_____、_____等不同。

（3）发作时辨阴痫、阳痫

发作时牙关紧闭，伴面红、痰鸣声粗、舌红、脉数有力者，多为____；面色晦暗或萎黄、肢冷、口无怪叫或叫声低微者，多为阴痫。阳痫发作多属实；阴痫发作多属虚。

2. 治疗原则

发作期急以_____以治其标，治宜_____、_____，开窍定痫；休止期病缓以_____以治其本，治宜_____、_____、_____。

### 四、分证论治

| 证型 | | 辨证要点 | 治法 | 代表方 |
|---|---|---|---|---|
| 发作期 | | 突然昏仆，口吐涎沫，怪叫，苦咽干，便秘尿黄，苔白腻或黄腻，脉弦数或弦滑 | 急以开窍醒神，继以泄热涤痰息风 | |

### 三、辨证要点与治疗原则

1. 辨证要点

（1）辨病情轻重

判断本病之轻重决定于两个方面：一是病发持续时间之长短，一般持续时间则病重，持续时间短则病轻；二是发作间隔时间之久暂，即间隔时间短则病重，间隔时间长则病轻。其临床表现的轻重与痰浊之浅深和正气之盛衰密切相关。

（2）辨标本虚实

发作期多实或实中夹虚；休止期多虚或虚中夹实。实者当辨风、痰、火、瘀之别；虚者则当区分脾虚不运、心脾两虚、心肾两虚、肝肾阴虚等不同。

（3）发作时辨阴痫、阳痫

发作时牙关紧闭，伴面红、痰鸣声粗、舌红、脉数有力者，多为阳痫；面色晦暗或萎黄、肢冷、口无怪叫或叫声低微者，多为阴痫。阳痫发作多属实；阴痫发作多属虚。

2. 治疗原则

发作期急以开窍醒神定痫以治其标，治宜清泻肝火，豁痰息风，开窍定痫；休止期病缓以祛邪补虚以治其本，治宜健脾化痰，滋补肝肾，养心安神。

### 四、分证论治

| 证型 | | 辨证要点 | 治法 | 代表方 |
|---|---|---|---|---|
| 发作期 | 阳痫 | 突然昏仆，口吐涎沫，怪叫，苦咽干，便秘尿黄，苔白腻或黄腻，脉弦数或弦滑 | 急以开窍醒神，继以泄热涤痰息风 | 黄连解毒汤合定痫丸 |

续表

| 证型 | | 辨证要点 | 治法 | 代表方 |
|---|---|---|---|---|
| 发作期 | 阴痫 | 突然昏仆，口吐涎沫，平素神疲乏力，纳差便溏，舌淡苔白腻，脉多沉细或沉迟 | | |
| 休止期 | | 平时急躁易怒，面红目赤，口苦咽干，舌红，苔黄腻，脉弦滑而数 | | 龙胆泻肝汤合____加减 |
| | | 平素神疲乏力，少气懒言，纳差便溏，舌淡苔白腻，脉濡滑或弦细滑 | | |
| | 瘀阻脑络 | 平素头晕头痛，痛有定处，颜面口唇青紫，有外伤史，舌暗有瘀斑，脉涩或弦 | | |
| | | 痫病频发，两目干涩，腰膝酸软，脉沉细而数 | | |

**【加减】**

1. 发作期

阳痫：热甚者可选用____或____。

阴痫：抽搐甚者，可予____，或配合针灸。

2. 休止期

脾虚痰盛：心脾气血两虚者，合____；精神不振，宜服____。

肝肾阴虚：神思恍惚时间较长，合____加味；恐惧、忧郁，合____；心肾不交，合____。

续表

| 证型 | | 辨证要点 | 治法 | 代表方 |
|---|---|---|---|---|
| 发作期 | 阴痫 | 突然昏仆，口吐涎沫，平素神疲乏力，纳差便溏，舌淡苔白腻，脉多沉细或沉迟 | 急以开窍醒神，继以温化涤痰，顺气定痫 | 五生饮合二陈汤加减 |
| 休止期 | 肝火痰热 | 平时急躁易怒，面红目赤，口苦咽干，舌红，苔黄腻，脉弦滑而数 | 清肝泻火，化痰宁心 | 龙胆泻肝汤合涤痰汤加减 |
| | 脾虚痰盛 | 平素神疲乏力，少气懒言，纳差便溏，舌淡苔白腻，脉濡滑或弦细滑 | 健脾化痰 | 六君子汤加减 |
| | 瘀阻脑络 | 平素头晕头痛，痛有定处，颜面口唇青紫，有外伤史，舌暗有瘀斑，脉涩或弦 | 活血化瘀，息风通络 | 通窍活血汤加减 |
| | 肝肾阴虚 | 痫病频发，两目干涩，腰膝酸软，脉沉细而数 | 滋补肝肾，填精益髓 | 大补元煎加减 |

## 【加减】

1. 发作期

阳痫：热甚者可选用安宫牛黄丸或紫雪丹。

阴痫：抽搐甚者，可予紫雪丹，或配合针灸。

2. 休止期

脾虚痰盛：心脾气血两虚者，合归脾汤；精神不振，宜服河车大造丸。

肝肾阴虚：神思恍惚时间较长，合酸枣仁汤加味；恐惧、忧郁，合甘麦大枣汤；心肾不交，合交泰丸。

## 速记歌诀

痫病形成多先天，惊恐脑伤气逆乱，
昏仆抽风吐涎沫，声类畜叫总由痰。
定痫黄连主阳痫，五生二陈疗阴痫，
肝火涤痰并龙胆，脾虚痰盛六君赞，
瘀阻脑络通窍可，肝肾阴虚补元煎。

# 第六节　痴　呆

## 一、概念

痴呆是由髓减脑消，神机失用所导致的一种神志异常的疾病，以呆傻愚笨、智能低下、善忘等为主要临床表现。轻者可见_____，_____，_____，善忘；重者表现为终日不语，或闭门独居，或口中喃喃，言辞颠倒，_____，_____，或不欲食，不知饥饿等。

## 二、病因病机

1. 常见病因

_____、_____、久病耗损。

2. 病机

| 病位 | 在____，与____、____、____、____均有关系 |
|---|---|
| 基本病机 | _____，神机失用 |
| 病理性质 | _____。本虚为_____，_____；标实为_____、_____痹阻脑络 |

## 三、鉴别诊断

1. 痴呆与郁证的鉴别

痴呆的神志异常需与郁证中的脏躁相鉴别。脏躁多发于_____，多在精神因素的刺激下呈____发作，不发作时可如常人，且无智能、人格、情感方面的变化。而痴呆多见于_____，男女发病无明显差别，且病程迁延，其心神失常症状不能自行缓解，并伴有明显的记忆力、计算力减退，甚至人格情感的变化。

# 第六节　痴　呆

## 一、概念

痴呆是由髓减脑消，神机失用所导致的一种神志异常的疾病，以呆傻愚笨、智能低下、善忘等为主要临床表现。轻者可见神情淡漠，寡言少语，反应迟钝，善忘；重者表现为终日不语，或闭门独居，或口中喃喃，言辞颠倒，行为失常，忽笑忽哭，或不欲食，不知饥饿等。

## 二、病因病机

1. 常见病因

年老肾虚、情志所伤、久病耗损。

2. 病机

| 病位 | 在脑，与心、肾、肝、脾均有关系 |
|------|------|
| 基本病机 | 髓减脑消，神机失用 |
| 病理性质 | 本虚标实。本虚为肾精不足，气血亏虚；标实为痰浊、瘀血痹阻脑络 |

## 三、鉴别诊断

1. 痴呆与郁证的鉴别

痴呆的神志异常需与郁证中的脏躁相鉴别。脏躁多发于青中年女性，多在精神因素的刺激下呈间歇性发作，不发作时可如常人，且无智能、人格、情感方面的变化。而痴呆多见于中老年人，男女发病无明显差别，且病程迁延，其心神失常症状不能自行缓解，并伴有明显的记忆力、计算力减退，甚至人格情感的变化。

2. 痴呆与癫证的鉴别

癫证属于精神失常的疾患，以沉默寡言、情感淡漠、语无伦次、静而多喜为特征，以成年人多见。而痴呆则属智能活动障碍，是以_____、_____为主要临床表现的神志异常疾病，以_____多见。另一方面，痴呆的部分症状可自制，治疗后有不同程度的恢复。重症痴呆与癫证在临床症状上有许多相似之处，临床难以区分。

### 四、治疗原则

治疗当以_____、_____、_____治其标，_____、_____治其本。

### 五、分证论治

| 证型 | 辨证要点 | 治法 | 代表方 |
|------|----------|------|--------|
|  | 智能减退，记忆力、计算力、定向力、判断力明显减退，腰酸骨软，舌瘦色淡，苔薄白，脉沉细弱 | 补肾填精，益髓养神 |  |
| 脾肾两虚 | 表情呆滞，记忆减退，腰膝酸软，肌肉萎缩，食少纳呆，气短懒言，口涎外溢，脉沉细弱，双尺尤甚 |  |  |

2. 痴呆与癫证的鉴别

癫证属于精神失常的疾患，以沉默寡言、情感淡漠、语无伦次、静而多喜为特征，以成年人多见。而痴呆则属智能活动障碍，是以神情呆滞、愚笨迟钝为主要临床表现的神志异常疾病，以老年人多见。另一方面，痴呆的部分症状可自制，治疗后有不同程度的恢复。重症痴呆与癫证在临床症状上有许多相似之处，临床难以区分。

## 四、治疗原则

治疗当以开郁逐痰、活血通窍、平肝泻火治其标，补虚扶正、充髓养脑治其本。

## 五、分证论治

| 证型 | 辨证要点 | 治法 | 代表方 |
|------|---------|------|--------|
| 髓海不足 | 智能减退，记忆力、计算力、定向力、判断力明显减退，腰酸骨软，舌瘦色淡，苔薄白，脉沉细弱 | 补肾填精，益髓养神 | 七福饮加减 |
| 脾肾两虚 | 表情呆滞，记忆减退，腰膝酸软，肌肉萎缩，食少纳呆，气短懒言，口涎外溢，脉沉细弱，双尺尤甚 | 补肾健脾，益气生精 | 还少丹加减 |

续表

| 证型 | 辨证要点 | 治法 | 代表方 |
|------|----------|------|--------|
| | 表情呆钝，智力衰退，口多涎沫，头重如裹，舌淡，苔白腻，脉滑 | | |
| | 表情迟钝，伴肌肤甲错，舌质暗或有瘀点瘀斑，脉细涩 | | 通窍活血汤加减 |
| | 急躁易怒，善忘，面红目赤，心烦失眠，口干，舌红苔黄，脉弦数 | | |

**【加减】**

髓海不足：若兼心烦，脉细而弦数，可用_____；若舌红苔黄腻，痰热内蕴者，可加_____。

痰浊蒙窍：若痰浊郁久化火，心烦燥动，宜用_____。

续表

| 证型 | 辨证要点 | 治法 | 代表方 |
|------|----------|------|--------|
| 痰浊蒙窍 | 表情呆钝，智力衰退，口多涎沫，头重如裹，舌淡，苔白腻，脉滑 | 健脾化浊，豁痰开窍 | 洗心汤加减 |
| 瘀血内阻 | 表情迟钝，伴肌肤甲错，舌质暗或有瘀点瘀斑，脉细涩 | 活血化瘀，开窍健脑 | 通窍活血汤加减 |
| 心肝火旺 | 急躁易怒，善忘，面红目赤，心烦失眠，口干，舌红苔黄，脉弦数 | 清热泻火，安神定志 | 黄连解毒汤加减 |

## 【加减】

髓海不足：若兼心烦，脉细而弦数，可用知柏地黄丸；若舌红苔黄腻，痰热内蕴者，可加清心滚痰丸。

痰浊蒙窍：若痰浊郁久化火，心烦燥动，宜用涤痰汤。

## 速记歌诀

神机失用痴呆现，髓海不足神志异，
七福为补髓海虚，脾肾两虚还少治，
痰浊蒙窍需洗心，瘀血内阻通窍利，
心肝火旺需清泻，黄连解毒定神志。

# 第四章 脾胃系病证

## 第一节 胃 痛

### 一、概念及源流

1. 概念

胃痛，又称胃脘痛，是指以 ＿＿＿＿＿＿＿＿ 处疼痛为主症的病证。

2. 源流

| 年代·作者·著作 | 主要贡献 |
|---|---|
| | 胃痛之名最早记载于＿＿＿ |
| | ＿＿＿＿＿＿＿＿首立"胃脘痛"一门，将胃脘痛明确区分于心痛，使胃痛成为独立的病证 |
| | ＿＿＿＿＿＿进一步提出了胃痛的治疗大法 |

### 二、病因病机

1. 常见病因

外邪犯胃、＿＿＿＿＿、＿＿＿＿＿、脾胃素虚、药物损害。

# 第四章　脾胃系病证

## 第一节　胃　痛

### 一、概念及源流

1. 概念

胃痛，又称胃脘痛，是指以上腹胃脘部近心窝处疼痛为主症的病证。

2. 源流

| 年代·作者·著作 | 主要贡献 |
|---|---|
| 《黄帝内经》 | 胃痛之名最早记载于《内经》 |
| 金·李东垣《兰室秘藏》 | 金元时代《兰室秘藏》首立"胃脘痛"一门，将胃脘痛明确区分于心痛，使胃痛成为独立的病证 |
| 明·虞抟《医学正传》 | 《医学正传》进一步提出了胃痛的治疗大法 |

### 二、病因病机

1. 常见病因

外邪犯胃、饮食不节、情志失调、脾胃素虚、药物损害。

2. 主要病机

| 病位 | 胃痛的病位在____，与____关系密切 |
|---|---|
| 基本病机 | ————，————，———— |
| 病理因素 | 以____为主，并见____、____、____、____ |
| 病理性质 | 早期多为____；后期常为____，但往往虚实夹杂 |

## 三、鉴别诊断

胃痛与真心痛的鉴别

真心痛是心经病变所引起的心痛证，多见于_____，为_____，其多_____，动辄加重，痛引肩背，常伴心悸气短、汗出肢冷，病情危急。其病变部位、疼痛程度与特征、伴随症状及预后等方面，与胃痛有明显区别。

## 四、辨证要点与治疗原则

1. 辨证要点

应辨_____、在____在____。实者多____，固定不移，拒按，脉盛；虚者多痛势____，痛处不定，喜按，脉虚。遇寒则痛甚，得温则痛减，为寒证；胃脘灼痛，痛势急迫，遇热则痛甚，得寒则痛减，为热证。一般初病在____，久病在____。

2. 治疗原则

治疗以_____为主，再分虚实施治。

2. 主要病机

| 病位 | 胃痛的病位在胃，与肝、脾关系密切 |
|---|---|
| 基本病机 | 胃气阻滞，胃失和降，不通则痛 |
| 病理因素 | 以气滞为主，并见食积、寒凝、热郁、湿阻、血瘀 |
| 病理性质 | 早期多为实证；后期常为脾胃虚弱，但往往虚实夹杂 |

### 三、鉴别诊断

胃痛与真心痛的鉴别

真心痛是心经病变所引起的心痛证，多见于老年人，为当胸而痛，其多刺痛，动辄加重，痛引肩背，常伴心悸气短、汗出肢冷，病情危急。其病变部位、疼痛程度与特征、伴随症状及预后等方面，与胃痛有明显区别。

### 四、辨证要点与治疗原则

1. 辨证要点

应辨虚实寒热、在气在血。实者多痛剧，固定不移，拒按，脉盛；虚者多痛势徐缓，痛处不定，喜按，脉虚。遇寒则痛甚，得温则痛减，为寒证；胃脘灼痛，痛势急迫，遇热则痛甚，得寒则痛减，为热证。一般初病在气，久病在血。

2. 治疗原则

治疗以理气和胃止痛为主，再分虚实施治。

## 五、分证论治

| 证型 | 辨证要点 | 治法 | 代表方 |
|------|----------|------|--------|
| | 胃痛暴作，得温痛减，遇寒加重，舌淡苔薄白，脉弦紧 | 温胃散寒，理气止痛 | |
| | 胃脘疼痛，嗳腐吞酸，或呕吐不消化食物，有暴饮暴食病史，舌苔厚腻，脉滑 | | |
| | 胃脘胀痛，牵引背胁，遇烦恼则痛作或痛甚，脉弦 | | 柴胡疏肝散 |
| | 胃脘灼痛，吐酸嘈杂，便秘溲黄，舌苔黄腻，脉滑数 | | |
| 瘀血停胃 | 胃脘刺痛，痛有定处，舌质紫暗或有瘀斑，脉涩 | | |
| | 胃脘隐隐灼痛，似饥而不欲食，舌红或光剥无苔，脉弦细无力 | | |

## 五、分证论治

| 证型 | 辨证要点 | 治法 | 代表方 |
|------|----------|------|--------|
| 寒邪客胃 | 胃痛暴作，得温痛减，遇寒加重，舌淡苔薄白，脉弦 | 温胃散寒，理气止痛 | 良附丸加味 |
| 饮食伤胃 | 胃脘疼痛，嗳腐吞酸，或呕吐不消化食物，有暴饮暴食病史，舌苔厚腻，脉滑 | 消食导滞，和中止痛 | 保和丸加减 |
| 肝气犯胃 | 胃脘胀痛，牵引背胁，遇烦恼则痛作或痛甚，脉弦 | 疏肝解郁，和胃止痛 | 柴胡疏肝散 |
| 湿热中阻 | 胃脘灼痛，吐酸嘈杂，便秘溲黄，舌苔黄腻，脉滑数 | 清热化湿，理气和胃 | 清中汤加减 |
| 瘀血停胃 | 胃脘刺痛，痛有定处，舌质紫暗或有瘀斑，脉涩 | 化瘀通络，理气和胃 | 失笑散合丹参饮加减 |
| 胃阴不足 | 胃脘隐隐灼痛，似饥而不欲食，舌红或光剥无苔，脉弦细无力 | 养阴益胃，和中止痛 | 益胃汤 |

续表

| 证型 | 辨证要点 | 治法 | 代表方 |
|------|----------|------|--------|
| | 胃痛隐隐，喜温喜按，四肢不温，舌淡苔白，脉虚缓无力 | 温中健脾，和胃止痛 | |

【加减】

寒邪客胃：若病情较轻，可服_____。宿食停滞，加服_____；寒热错杂，可用_____。

饮食伤胃：胃脘胀痛而便秘，可合用_____；胃痛急剧，伴苔黄燥，便秘，合用_____。

肝气犯胃：疼痛较著，加用_____；泛吐酸水，加_____；肝胃郁热，用_____；肝郁脾虚证，用_____。

胃阴不足：若胃中嘈杂吞酸，可加_____；胃脘胀痛较剧，气滞，宜加_____。

脾胃虚寒：泛吐清水多，胃中振水音，配用_____；寒甚，合用_____或_____。

续表

| 证型 | 辨证要点 | 治法 | 代表方 |
|------|---------|------|--------|
| 脾胃虚寒 | 胃痛隐隐，喜温喜按，四肢不温，舌淡苔白，脉虚缓无力 | 温中健脾，和胃止痛 | 黄芪建中汤 |

**【加减】**

寒邪客胃：若病情较轻，可服生姜汤。宿食停滞，加服保和丸；寒热错杂，可用半夏泻心汤。

饮食伤胃：胃脘胀痛而便秘，可合用小承气汤或改用枳实导滞丸；胃痛急剧，伴苔黄燥，便秘，合用大承气汤。

肝气犯胃：疼痛较著，加用金铃子散；泛吐酸水，加左金丸；肝胃郁热，用化肝煎或丹栀逍遥散加左金丸；肝郁脾虚证，用逍遥散。

胃阴不足：若胃中嘈杂吞酸，可加左金丸；胃脘胀痛较剧，气滞，宜加金铃子散。

脾胃虚寒：泛吐清水，胃中振水音，配用苓桂术甘汤；寒甚，合用理中丸或大建中汤。

### 速记歌诀

胃痛良附散寒凝，保和丸消食积停，
湿热中阻清中煎，柴胡主疏肝气行，
失笑丹参活瘀血，胃阴不足益胃更，
黄芪建中温脾胃，通则不痛含义精。

# 第二节　呕　吐

## 一、概念及源流

### 1. 概念

呕吐是指胃失和降，气逆于上，迫使胃中之物从口中吐出的一种病证。临床以有物有声谓之呕，有物无声谓之吐，无物有声谓之干呕，故合称为呕吐。

### 2. 源流

| 年代·作者·著作 | 主要贡献 |
| --- | --- |
| | 呕吐的病名最早见于_____，对其发生的原因，论述甚详 |
| 高鼓峰 ————— | 认为_____："凡为吞酸尽属肝木，曲直作酸也……总是木气所致。" |
| | 指出呕吐的发生是由于_____所致 |

## 二、病因病机

### 1. 常见病因

| 内因 | _____，_____，素体脾胃虚弱 |
| --- | --- |
| 外因 | _____ |

# 第二节　呕　吐

## 一、概念及源流

### 1. 概念

呕吐是指胃失和降，气逆于上，迫使胃中之物从口中吐出的一种病证。临床上有物有声谓之呕，有物无声谓之吐，无物有声谓之干呕，故合称为呕吐。

### 2. 源流

| 年代·作者·著作 | 主要贡献 |
|---|---|
| 《黄帝内经》 | 呕吐的病名最早见于《内经》，对其发生的原因，论述甚详 |
| 高鼓峰《四明心法·吞酸》 | 认为吞酸为肝病："凡为吞酸尽属肝木，曲直作酸也……总是木气所致。" |
| 《诸病源候论》 | 指出呕吐的发生是由于胃气上逆所致 |

## 二、病因病机

### 1. 常见病因

| 内因 | 饮食不节，情志失调，素体脾胃虚弱 |
|---|---|
| 外因 | 外邪犯胃 |

2. 主要病机

| 病位 | 主要在＿＿＿，但与＿＿＿有密切的关系 |
|---|---|
| 基本病机 | ＿＿＿＿＿＿，＿＿＿＿＿＿ |
| 病理性质 | 不外虚实两类，实证因＿＿＿＿＿、＿＿＿＿＿、＿＿＿＿＿、＿＿＿等邪气犯胃，以致胃气壅塞，升降失调，气逆作呕；虚证为＿＿＿＿＿＿＿，运化失常，不能和降 |
| 病理演变 | 初病多实，呕吐日久，损伤＿＿＿，＿＿＿，＿＿＿ |

### 三、鉴别诊断

呕吐与噎膈的鉴别

呕吐与噎膈，皆具有呕吐的症状。然呕吐之病，进食顺畅，吐无定时。噎膈之病，进食＿＿＿＿＿＿，或＿＿＿＿＿＿＿＿，甚则因噎废食。呕吐大多病情较轻，病程较短，预后尚好。而噎膈多因内伤所致，病情深重，病程较长，预后欠佳。

### 四、辨证要点与治疗原则

1. 辨证要点

本病的辨证以＿＿＿为纲。实证多由＿＿＿＿＿＿＿＿＿、＿＿＿＿＿＿＿＿所致，发病较急，病程较短，呕吐量多，呕吐物多有酸臭味。虚证多属＿＿＿＿＿＿，有＿＿＿＿＿＿、＿＿＿之别。呕吐物不多，常伴有精神萎靡、倦怠乏力、脉弱无力等症。

2. 主要病机

| 病位 | 主要在胃，但与肝、脾有密切的关系 |
| --- | --- |
| 基本病机 | 胃失和降，胃气上逆 |
| 病理性质 | 不外虚实两类，实证因外邪、食滞、痰饮、肝气等邪气犯胃，以致胃气壅塞，升降失调，气逆作呕；虚证为脾胃气阴亏虚，运化失常，不能和降 |
| 病理演变 | 初病多实，呕吐日久，损伤脾胃，中气不足，由实转虚 |

### 三、鉴别诊断

呕吐与噎膈的鉴别

呕吐与噎膈，皆具有呕吐的症状。然呕吐之病，进食顺畅，吐无定时。噎膈之病，进食哽噎不顺或食不得入，或食入即吐，甚则因食废食。呕吐大多病情较轻，病程较短，预后尚好。而噎膈多因内伤所致，病情深重，病程较长，预后欠佳。

### 四、辨证要点与治疗原则

1. 辨证要点

本病的辨证以虚实为纲。实证多由感受外邪、饮食停滞所致，发病较急，病程较短，呕吐量多，呕吐物多有酸臭味。虚证多属内伤，有气虚、阴虚之别。呕吐物不多，常伴有精神萎靡、倦怠乏力、脉弱无力等症。

2. 治疗原则

呕吐以_____为治疗原则。偏于邪实者，治以
____为主，分别采用解表、消食、化痰、解郁等法。偏
于正虚者，治以____为主，分别采用健运脾胃、益气养
阴等法。在辨证论治的基础上，辅以_____之品，以
_____治标，提高疗效。

## 五、分证论治

| 证型 | 辨证要点 | 治法 | 代表方 |
|------|----------|------|--------|
|  | 突然呕吐，伴发热恶寒，头身疼痛，舌苔白腻，脉濡 | 疏邪解表，化浊和中 |  |
|  | 呕吐酸腐量多，或吐出未消化食物，嗳气厌食，舌苔厚腻，脉滑实有力 |  |  |
|  | 呕吐清水痰涎，舌苔白滑而腻，脉弦沉滑 |  |  |
| 肝气犯胃 | 呕吐吞酸，嗳气频频，脘胁胀痛，每遇情志不遂而发作或加重，脉弦 |  |  |

2. 治疗原则

呕吐以和胃降逆止呕为治疗原则。偏于邪实者，治以祛邪为主，分别采用解表、消食、化痰、解郁等法。偏于正虚者，治以扶正为主，分别采用健运脾胃、益气养阴等法。在辨证论治的基础上，辅以和胃降逆之品，以止呕治标，提高疗效。

## 五、分证论治

| 证型 | 辨证要点 | 治法 | 代表方 |
|------|----------|------|--------|
| 外邪犯胃 | 突然呕吐，伴发热恶寒，头身疼痛，舌苔白腻，脉濡 | 疏邪解表，化浊和中 | 藿香正气散加减 |
| 饮食停滞 | 呕吐酸腐量多，或吐出未消化食物，嗳气厌食，舌苔厚腻，脉滑实有力 | 消食化滞，和胃降逆 | 保和丸加减 |
| 痰饮内阻 | 呕吐清水痰涎，舌苔白滑而腻，脉弦沉滑 | 温化痰饮，和胃降逆 | 小半夏汤合苓桂术甘汤加减 |
| 肝气犯胃 | 呕吐吞酸，嗳气频频，脘胁胀痛，每遇情志不遂而发作或加重，脉弦 | 疏肝和胃，降逆止呕 | 半夏厚朴汤合左金丸加减 |

续表

| 证型 | 辨证要点 | 治法 | 代表方 |
|------|----------|------|--------|
|  | 饮食稍多即吐，倦怠乏力，喜暖恶寒，四肢不温，舌质淡，脉濡弱 |  |  |
|  | 呕吐反复发作，似饥而不欲食，胃脘嘈杂，舌红少津，苔少，脉象细数 | 滋养胃阴，降逆止呕 |  |

**【加减】**

外邪犯胃：病轻者，可用成药_____；若秽浊犯胃，加服____。

饮食停滞：若腹胀拒按或便秘，可加_____；胃中积热上冲，改用_____。

痰饮内阻：舌苔黄腻，痰郁化热者，改用_____。

肝气犯胃：呕吐苦水或黄绿水，为_____，宜_____加味。

续表

| 证型 | 辨证要点 | 治法 | 代表方 |
|------|----------|------|--------|
| 脾胃虚寒 | 饮食稍多即吐，倦怠乏力，喜暖恶寒，四肢不温，舌质淡，脉濡弱 | 温中健脾，和胃降逆 | 理中汤加减 |
| 胃阴不足 | 呕吐反复发作，似饥而不欲食，胃脘嘈杂，舌红少津，苔少，脉象细数 | 滋养胃阴，降逆止呕 | 麦门冬汤加减 |

**【加减】**

外邪犯胃：病轻者，可用成药藿香正气丸；若秽浊犯胃，加服玉枢丹。

饮食停滞：若腹胀拒按或便秘，可加小承气汤；胃中积热上冲，改用大黄甘草汤合橘皮竹茹汤。

痰饮内阻：舌苔黄腻，痰郁化热，改用黄连温胆汤。

肝气犯胃：呕吐苦水或黄绿水，为胆热犯胃，宜黄连温胆汤合左金丸加味。

**速记歌诀**

胃失和降气上逆，虚实详辨定缓急，
食伤外邪犯胃腑，保和丸施香正气，
痰饮半夏合苓桂，半夏厚朴肝气离，
理中脾胃虚寒型，胃阴虚者麦门滋。

# 第三节　痞　满

## 一、概念及源流

1. 概念

痞满是指以自觉_____，_____，触之无形，按之
柔软，压之无痛为主要症状的病证。按部位痞满可分为
胸痞、心下痞等；心下痞即_____。本节主要讨论以
胃脘部出现上述症状的痞满，又可称为胃痞。

2. 源流

| 年代·作者·著作 | 主要贡献 |
|---|---|
|  | _____首提出本病病名。____载："满而不痛者，此为痞。""若心下满而硬痛者……此为痞，柴胡不中与也，_____主之。" |

## 二、病因病机

1. 常见病因

饮食不节、_____、_____。

2. 病机

| 病位 | 主要在____，与____、____的关系密切 |
|---|---|
| 基本病机 | _____，_____失职 |

# 第三节　痞　满

## 一、概念及源流

### 1. 概念

痞满是指以自觉心下痞塞，胸膈胀满，触之无形，按之柔软，压之无痛为主要症状的病证。按部位痞满可分为胸痞、心下痞等；心下痞即胃脘部。本节主要讨论以胃脘部出现上述症状的痞满，又可称为胃痞。

### 2. 源流

| 年代·作者·著作 | 主要贡献 |
|---|---|
| 东汉·张仲景《伤寒论》 | 张仲景首提出本病病名。《伤寒论》载："满而不痛者，此为痞。""若心下满而硬痛者……此为痞，柴胡不中与也，半夏泻心汤主之。" |

## 二、病因病机

### 1. 常见病因

饮食不节、情志失调、药物所伤。

### 2. 病机

| 病位 | 主要在胃，与肝、脾的关系密切 |
|---|---|
| 基本病机 | 中焦气机不利，脾胃升降失职 |

续表

| | |
|---|---|
| 病理性质 | 不外虚实两端，实即_____（_____），虚则如_____（_____），虚实夹杂则两者兼而有之 |
| 病理演变 | 初病多____，久病致____，或虚实夹杂 |

### 三、鉴别诊断

痞满与胃痛的鉴别

胃痞与胃痛病位同在____，且常相兼出现。然胃痛以____为主，胃痞以_____为患，可累及胸膈。胃痛病势多急，压之可痛，而胃痞起病较缓，压无痛感。两者差别显著。

### 四、辨证要点与治疗原则

1. 辨证要点

首辨____；次辨____。

2. 治疗原则

治疗总以调_____，_____为基本法则。扶正重在健脾益胃，_____，或_____。祛邪则分别施以_____、除湿化痰、理气解郁、_____等法。

### 五、分证论治

| 证型 | 辨证要点 | 治法 | 代表方 |
|---|---|---|---|
| 实痞 | 脘腹痞闷而胀，嗳腐吞酸，舌苔厚腻，脉滑 | | 保和丸加减 |

续表

| | |
|---|---|
| 病理性质 | 不外虚实两端，实即实邪内阻（食积、痰湿、气滞等），虚则如脾胃虚弱（气虚或阴虚），虚实夹杂则两者兼而有之 |
| 病理演变 | 初病多实，久病致虚，或虚实夹杂 |

### 三、鉴别诊断

痞满与胃痛的鉴别

胃痞与胃痛病位同在胃脘部，且常相兼出现。然胃痛以疼痛为主，胃痞以满闷不适为患，可累及胸膈。胃痛病势多急，压之可痛，而胃痞起病较缓，压无痛感。两者差别显著。

### 四、辨证要点与治疗原则

1. 辨证要点

首辨虚实；次辨寒热。

2. 治疗原则

治疗总以调理脾胃升降，行气除痞消满为基本法则。扶正重在健脾益胃，补中益气，或养阴益胃。祛邪则分别施以消食导滞、除湿化痰、理气解郁、清热祛湿等法。

### 五、分证论治

| 证型 | | 辨证要点 | 治法 | 代表方 |
|---|---|---|---|---|
| 实痞 | 饮食内停 | 脘腹痞闷而胀，嗳腐吞酸，舌苔厚腻，脉滑 | 消食和胃，行气消痞 | 保和丸加减 |

续表

| 证型 | 辨证要点 | 治法 | 代表方 |
|------|----------|------|--------|
| | 脘腹痞塞不舒，头晕目眩，呕恶纳呆，苔白厚腻，脉沉滑 | | |
| | 脘腹痞闷，灼热嘈杂，口苦便秘，舌红苔黄腻，脉滑数 | 清热化湿，和胃消痞 | |
| | 脘腹痞闷，胸胁胀满，呕恶嗳气，脉弦 | | |
| | 脘腹满闷，喜温喜按，纳呆便溏，神疲乏力，少气懒言，脉细弱 | 补气健脾，升清降浊 | |
| 胃阴不足 | 脘腹痞闷，嘈杂，饥不欲食，舌红少苔，脉细数 | ＿＿＿ | ＿＿＿加减 |

**【加减】**

1. 实痞

饮食内停：食积化热，大便秘结者，用＿＿＿；兼脾虚便溏者，用＿＿＿＿＿。

痰湿中阻：如水入即吐，可合用＿＿＿＿＿；痰湿郁久化热，改用＿＿＿＿＿。

湿热阻胃：若寒热错杂，用＿＿＿＿＿。

肝胃不和：胀满较甚，用＿＿＿＿＿；郁而化火，嘈杂反酸，合用＿＿＿＿＿。

2. 虚痞

脾胃虚弱：四肢不温，阳虚明显，可合＿＿＿＿＿；舌苔厚腻，湿浊内蕴，改用＿＿＿＿＿。

续表

| 证型 | | 辨证要点 | 治法 | 代表方 |
|---|---|---|---|---|
| 实痞 | 痰湿中阻 | 脘腹痞塞不舒，头晕目眩，呕恶纳呆，苔白厚腻，脉沉滑 | 除湿化痰，理气和中 | 平胃散合二陈汤加减 |
| | 湿热阻胃 | 脘腹痞闷，灼热嘈杂，口苦便秘，舌红苔黄腻，脉滑数 | 清热化湿，和胃消痞 | 泻心汤合连朴饮加减 |
| | 肝胃不和 | 脘腹痞闷，胸胁胀满，呕恶嗳气，脉弦 | 疏肝解郁，和胃消痞 | 越鞠丸合枳术丸加减 |
| 虚痞 | 脾胃虚弱 | 脘腹满闷，喜温喜按，纳呆便溏，神疲乏力，少气懒言，脉细弱 | 补气健脾，升清降浊 | 补中益气汤 |
| | 胃阴不足 | 脘腹痞闷，嘈杂，饥不欲食，舌红少苔，脉细数 | 养阴益胃，调中消痞 | 益胃汤加减 |

## 【加减】

### 1. 实痞

饮食内停：食积化热，大便秘结者，用枳实导滞丸；兼脾虚便溏者，用枳实消痞丸。

痰湿中阻：如水入即吐，可合用五苓散；痰湿郁久化热，改用黄连温胆汤。

湿热阻胃：若寒热错杂，用半夏泻心汤。

肝胃不和：胀满较甚，用五磨饮子；郁而化火，嘈杂反酸，合用左金丸。

### 2. 虚痞

脾胃虚弱：四肢不温，阳虚明显，可合理中丸；舌苔厚腻，湿浊内蕴，改用香砂六君子汤。

## 速记歌诀

心下痞塞膈胀满，触之无形按之软，
饮食停滞保和丸，痰湿二陈平胃散，
热阻冯心合连朴，越鞠枳术肝胃宽，
脾虚胃弱补中气，胃阴不足益胃疗。

# 第四节 噎 膈

## 一、概念及源流

1. 概念

噎膈是指 _____ 的疾患。噎即噎塞，指吞咽之时哽噎不顺；膈为格拒，指饮食不下。噎虽可单独出现，而又可为膈的前驱表现，故临床往往以噎膈并称。

2. 源流

| 年代·作者·著作 | 主要贡献 |
|---|---|
| ____ | 虽无噎膈之名，但对其病因病机、临床表现等皆有论述，如"膈塞闭绝，上下不通，则暴忧之病也" |
| 《临证指南医案》 | 提出噎膈的病机为"_____" |
| | 认为"噎膈一证……盖忧思过度则气结，气结则施化不行。酒色过度则伤阴，阴伤则精血枯涸，气不行则噎膈于上，精血枯涸，则燥结病于下"，并指出"少年少见此证，惟中衰耗伤者多有之" |

## 第四节　噎膈

### 一、概念及源流

1. 概念

噎膈是指吞咽食物哽噎不顺的疾患。噎即噎塞，指吞咽之时哽噎不顺；膈为格拒，指饮食不下。噎虽可单独出现，而又可为膈的前驱表现，故临床往往以噎膈并称。

2. 源流

| 年代·作者·著作 | 主要贡献 |
| --- | --- |
| 《黄帝内经》 | 《内经》虽无噎膈之名，但对其病因病机、临床表现等皆有论述，如"膈塞闭绝，上下不通，则暴忧之病也" |
| 《临证指南医案》 | 提出噎膈的病机为"脘管窄隘" |
| 《景岳全书》 | 认为"噎膈一证……盖忧思过度则气结，气结则施化不行。酒色过度则伤阴，阴伤则精血枯涸，气不行则噎膈于上，精血枯涸，则燥结病于下"，并指出"少年少见此证，惟中衰耗伤者多有之" |

续表

| | |
|---|---|
| | 指出"凡噎膈症，不出胃脘干槁四字" |
| | 指出"噎膈初起，多因忧恚悲恒，以致阳结于上，阴涸于下" |

## 二、病因病机

1. 常见病因

_____、_____、久病年老。

2. 病机

| 病位 | 在___，属___所主，与___、___、___三脏有关 |
|---|---|
| 基本病机 | ___、___、___交结，阻隔于食道、胃脘所致 |

## 三、诊断和鉴别诊断

1. 诊断要点

轻症患者主要为_____，烧灼感或疼痛，食物通过有_____或轻度梗阻感；重症患者见_____、_____。

2. 噎膈与反胃的鉴别

两者皆有_____的症状。噎膈多系阴虚有热，主要表现为吞咽困难，阻塞不下，旋食旋吐，或徐徐吐出；反胃多属_____，主要表现为食尚能入，但经久复出，_____，_____。

续表

| 《医学心悟》 | 指出"凡噎膈症,不出胃脘干槁四字" |
|---|---|
| 《类证治裁》 | 指出"噎膈初起,多因忧恚悲悒,以致阳结于上,阴涸于下" |

## 二、病因病机

1. 常见病因
七情内伤、饮食不节、久病年老。
2. 病机

| 病位 | 在食道,属胃气所主,与肝、脾、肾三脏有关 |
|---|---|
| 基本病机 | 气、痰、瘀交结,阻隔于食道、胃脘所致 |

## 三、诊断和鉴别诊断

1. 诊断要点
轻症患者主要为胸骨后不适、烧灼感或疼痛,食物通过有滞留感或轻度梗阻感;重症患者见持续性、进行性吞咽困难。
2. 噎膈与反胃的鉴别
两者皆有食入即吐的症状。噎膈多系阴虚有热,主要表现为吞咽困难,阻塞不下,旋食旋吐,或徐徐吐出;反胃多属阳虚有寒,主要表现为食尚能入,但经久复出,朝食暮吐,暮食朝吐。

3. 噎膈与梅核气的鉴别

二者均见咽中梗塞不舒的症状。噎膈系_____瘀阻于食道，吞咽困难。梅核气则系_____于咽喉，为_____，无吞咽困难及饮食不下的症状。

## 四、辨证要点与治疗原则

1. 辨证要点

临床应辨_____。标实当辨____、____、____三者之不同。本虚多责之于_____，发展至后期可见_____之证。

2. 治疗原则

本病初期重在治标，宜____、____、____、____为主；后期重在治本，宜_____，或_____为主。

## 五、分证论治

| 证型 | 辨证要点 | 治法 | 代表方 |
|---|---|---|---|
|  | 吞咽梗阻，情志舒畅可减轻，情志抑郁则加重，呕吐痰涎，苔薄腻，脉弦滑 | 开郁化痰，润燥降气 |  |
|  | 吞咽梗涩而痛，心烦口干，胃脘灼热，舌质光红，干裂少津，脉细数 |  |  |

3. 噎膈与梅核气的鉴别

二者均见咽中梗塞不舒的症状。噎膈系有形之物瘀阻于食道，吞咽困难。梅核气则系气逆痰阻于咽喉，为无形之气，无吞咽困难及饮食不下的症状。

## 四、辨证要点与治疗原则

1. 辨证要点

临床应辨标本主次。标实当辨气结、血瘀、痰阻三者之不同。本虚多责之于阴津枯槁，发展至后期可见气虚阳微之证。

2. 治疗原则

本病初期重在治标，宜理气、消瘀、化痰、降火为主；后期重在治本，宜滋阴润燥，或补气温阳为主。

## 五、分证论治

| 证型 | 辨证要点 | 治法 | 代表方 |
|------|----------|------|--------|
| 痰气交阻 | 吞咽梗阻，情志舒畅可减轻，情志抑郁则加重，呕吐痰涎，苔薄腻，脉弦滑 | 开郁化痰，润燥降气 | 启膈散加减 |
| 津亏热结 | 吞咽梗涩而痛，心烦口干，胃脘灼热，舌质光红，干裂少津，脉细数 | 滋阴清热，润燥生津 | 沙参麦冬汤加减 |

续表

| 证型 | 辨证要点 | 治法 | 代表方 |
|------|----------|------|--------|
| 瘀血内结 | 饮食难下，甚或呕出物如赤豆汁，舌质紫暗，脉细涩 | | |
| | 水饮不下，面浮足肿，形寒气短，舌质淡，苔白，脉细弱 | 温补脾肾 | |

**【加减】**

　　痰气交阻：泛吐痰涎甚多者，含化_____；嗳气呃逆、呕吐痰涎者，可用_____。

　　津亏热结：烦渴咽燥、吐物酸热者，改用_____；口燥咽干，可饮_____。

　　瘀血内结：呕吐物如赤豆汁者，另服_____；如服药即吐，可含化_____。

续表

| 证型 | 辨证要点 | 治法 | 代表方 |
|------|---------|------|--------|
| 瘀血内结 | 饮食难下，甚或呕出物如赤豆汁，舌质紫暗，脉细涩 | 破结行瘀，滋阴养血 | 通幽汤加减 |
| 气虚阳微 | 水饮不下，面浮足肿，形寒气短，舌质淡，苔白，脉细弱 | 温补脾肾 | 补气运脾汤加减 |

### 【加减】

痰气交阻：泛吐痰涎甚多者，含化玉枢丹；嗳气呃逆、呕吐痰涎者，可用木香顺气丸。

津亏热结：烦渴咽燥、吐物酸热者，改用竹叶石膏汤加大黄；口燥咽干，可饮五汁安中饮。

瘀血内结：呕吐物如赤豆汁者，另服云南白药；如服药即吐，可含化玉枢丹。

### 速记歌诀

噎即噎塞膈为拒，酒食所伤忧思郁，
标本虚实当首察，启膈化阻利痰气，
沙参麦冬润津亏，通幽瘀血最相宜，
气虚阳微实难治，补气运脾延生机。

# 第五节 呃 逆

## 一、概念及源流

1. 概念

呃逆是指胃气上逆动膈,以_____,喉间呃呃连声,
_____,令人不能自制为主要表现的病证。

2. 源流

| 年代·作者·著作 | 主要贡献 |
|---|---|
| | 朱丹溪始称之为"呃"。《格致余论》曰:"呃,病气逆也,气自脐下直冲,上出于口,而作声之名也。" |
| | 张景岳进一步把呃逆病名确定下来。《景岳全书》曰:"哕者呃逆也。干呕者无物之吐即呕也;噫者饱食之息即嗳气也。" |

## 二、病因病机

1. 常见病因

饮食不节、_____、_____。

2. 病机

| 病位 | 在____,与____、____、____、____有关 |
|---|---|
| 基本病机 | _____,_____,_____ |

# 第五节 呃 逆

## 一、概念及源流

### 1. 概念

呃逆是指胃气上逆动膈，以气逆上冲，喉间呃呃连声，声短而频，令人不能自制为主要表现的病证。

### 2. 源流

| 年代·作者·著作 | 主要贡献 |
|---|---|
| 元·朱丹溪《格致余论》 | 朱丹溪始称之为"呃"。《格致余论》曰："呃，病气逆也，气自脐下直冲，上出于口，而作声之名也。" |
| 明·张景岳《景岳全书》 | 张景岳进一步把呃逆病名确定下来。《景岳全书》曰："哕者呃逆也。干呕者无物之吐即呕也；噫者饱食之息即嗳气也。" |

## 二、病因病机

### 1. 常见病因

饮食不节、情志不遂、正气亏虚。

### 2. 病机

| 病位 | 在胃，与肺、肝、脾、肾有关 |
|---|---|
| 基本病机 | 胃失和降，膈间气机不利，气逆动膈 |

### 三、鉴别诊断

1. 呃逆与干呕的鉴别

干呕与呃逆同属_____的表现。干呕属于_____的呕吐，乃胃气上逆，冲咽而出，发出呕吐之声。呃逆则气从膈间上逆，气冲喉间，_____，声短而频，不能自止。

2. 呃逆与嗳气的鉴别

嗳气与呃逆同属胃气上逆的表现。嗳气乃____，气逆于上，冲咽而出，发出_____声，多伴_____气味，食后多发。

### 四、辨证要点与治疗原则

1. 辨证要点

辨证首当辨虚、实、寒、热。

2. 治疗原则

_____、_____为基本治法。平呃要分清寒热虚实，分别施以祛寒、清热、补虚、泻实之法。对于重危病证中出现的呃逆，治当_____、_____。

### 五、分证论治

| 证型 | 辨证要点 | 治法 | 代表方 |
|------|----------|------|--------|
| 胃中寒冷 | 呃声沉缓有力，得热则减，遇寒更甚，舌苔白润，脉迟缓 | | |

### 三、鉴别诊断

1. 呃逆与干呕的鉴别

干呕与呃逆同属胃气上逆的表现。干呕属于有声无物的呕吐，乃胃气上逆，冲咽而出，发出呕吐之声。呃逆则气从膈间上逆，气冲喉间，呃呃连声，声短而频，不能自止。

2. 呃逆与嗳气的鉴别

嗳气与呃逆同属胃气上逆的表现。嗳气乃胃气阻郁，气逆于上，冲咽而出，发出沉缓的嗳气声，多伴酸腐气味，食后多发。

### 四、辨证要点与治疗原则

1. 辨证要点

辨证首当辨虚、实、寒、热。

2. 治疗原则

理气和胃、降逆止呃为基本治法。平呃要分清寒热虚实，分别施以祛寒、清热、补虚、泻实之法。对于重危病证中出现的呃逆，治当大补元气、急救胃气。

### 五、分证论治

| 证型 | 辨证要点 | 治法 | 代表方 |
|------|----------|------|--------|
| 胃中寒冷 | 呃声沉缓有力，得热则减，遇寒更甚，舌苔白润，脉迟缓 | 温中散寒，降逆止呃 | 丁香散加减 |

续表

| 证型 | 辨证要点 | 治法 | 代表方 |
|---|---|---|---|
| | 呃声洪亮有力，烦渴，喜冷饮，便秘溲赤，苔黄燥，脉滑数 | | |
| | 呃逆连声，常因情志不畅而诱发或加重，脉弦 | | |
| | 呃声低长无力，喜温喜按，面色㿠白，手足不温，脉细弱 | 温补脾胃止呃 | |
| 胃阴不足 | 呃声短促而不得续，口干咽燥，舌质红，苔少而干，脉细数 | | |

【加减】

　　胃火上逆：若腑气不通，痞满便秘，可合用____；若胸膈烦热，大便秘结，可用_____。

　　气机郁滞：若气滞日久成瘀，胸胁刺痛，可用_____。

续表

| 证型 | 辨证要点 | 治法 | 代表方 |
|---|---|---|---|
| 胃火上逆 | 呃声洪亮有力，烦渴，喜冷饮，便秘溲赤，苔黄燥，脉滑数 | 清胃泄热，降逆止呃 | 竹叶石膏汤加减 |
| 气机郁滞 | 呃逆连声，常因情志不畅而诱发或加重，脉弦 | 顺气解郁，和胃降逆 | 五磨饮子加减 |
| 脾胃阳虚 | 呃声低长无力，喜温喜按，面色㿠白，手足不温，脉细弱 | 温补脾胃止呃 | 理中丸加减 |
| 胃阴不足 | 呃声短促而不得续，口干咽燥，舌质红，苔少而干，脉细数 | 养胃生津，降逆止呃 | 益胃汤合橘皮竹茹汤加减 |

【加减】

胃火上逆：若腑气不通，痞满便秘，可合用小承气汤；若胸膈烦热，大便秘结，可用凉膈散。

气机郁滞：若气滞日久成瘀，胸胁刺痛，可用血府逐瘀汤。

**速记歌诀**

胃气上逆呃难停，食乖正亏志不和，
实证胃寒或火逆，丁香竹叶石膏多，
若属气机郁滞型，五磨顺气勿蹉跎，
更有阳虚理中施，阴虚益胃功效卓。

# 第六节　腹　痛

## 一、概念

腹痛是指以_____以下、_____以上的部位发生疼痛为症状的病证。

## 二、病因病机

1. 常见病因

_____、_____、_____、阳气素虚。

2. 病机

| 基本病机 | 脏腑气机阻滞，气血运行不畅，经脉痹阻，_____；或脏腑经脉失养，_____ |
|---|---|
| 病理性质 | 不外_____四端，四者往往相互错杂 |
| 病理因素 | ——、——、——、——、—— |

## 三、鉴别诊断

腹痛与胃痛的鉴别

胃痛部位在_____之处，常伴有恶心、嗳气等胃病见症；腹痛部位在_____，上述症状在腹痛中较少见。

# 第六节　腹　痛

## 一、概念

腹痛是指以胃脘以下、耻骨毛际以上的部位发生疼痛为症状的病证。

## 二、病因病机

1. 常见病因

外感时邪、饮食不节、情志失调、阳气素虚。

2. 病机

| 基本病机 | 脏腑气机阻滞，气血运行不畅，经脉痹阻，不通则痛；或脏腑经脉失养，不荣而痛 |
|---|---|
| 病理性质 | 不外寒、热、虚、实四端，四者往往相互错杂 |
| 病理因素 | 寒凝、火郁、食积、气滞、血瘀 |

## 三、鉴别诊断

腹痛与胃痛的鉴别

胃痛部位在心下胃脘之处，常伴有恶心、嗳气等胃病见症；腹痛部位在胃脘以下，上述症状在腹痛中较少见。

### 四、辨证要点与治疗原则

1. 辨证要点

（1）辨_____

腹痛拘急暴作，遇冷痛剧，得热则减者，为____；痛处有热感，或伴有便秘，得凉痛减者，为____。暴痛多实，伴腹胀、呕逆、拒按等；虚痛病程较久，痛势绵绵，喜揉喜按。

（2）辨_____

腹痛在少腹多属____病证；脐以上大腹疼痛，多为____病证；脐以下少腹疼痛，多属_____病证；脐腹疼痛，多为_____。

2. 治疗原则

治疗腹痛多以____字立法。

### 五、分证论治

| 证型 | 辨证要点 | 治法 | 代表方 |
|------|----------|------|--------|
| 寒邪内阻 | 腹痛拘急，遇寒痛甚，得温痛减，舌淡苔白腻，脉沉紧 | | |
| | 腹部胀痛拒按，大便秘结，或溏滞不爽，舌红，苔黄燥或黄腻，脉滑数 | | |
| | 腹部胀满拒按，嗳腐吞酸，粪便奇臭，舌苔厚腻，脉滑 | | |

## 四、辨证要点与治疗原则

1. 辨证要点

（1）辨腹痛性质

腹痛拘急暴作，遇冷痛剧，得热则减者，为寒痛；痛处有热感，或伴有便秘，得凉痛减者，为热痛。暴痛多实，伴腹胀、呕逆、拒按等；虚痛病程较久，痛势绵绵，喜揉喜按。

（2）辨腹痛部位

腹痛在少腹多属肝经病证；脐以上大腹疼痛，多为脾胃病证；脐以下少腹疼痛，多属膀胱及大小肠病证；脐腹疼痛，多为虫积。

2. 治疗原则

治疗腹痛多以"通"字立法。

## 五、分证论治

| 证型 | 辨证要点 | 治法 | 代表方 |
|------|---------|------|--------|
| 寒邪内阻 | 腹痛拘急，遇寒痛甚，得温痛减，舌淡苔白腻，脉沉紧 | 散寒温里，理气止痛 | 良附丸合正气天香散加减 |
| 湿热壅滞 | 腹部胀痛拒按，大便秘结，或溏滞不爽，舌红，苔黄燥或黄腻，脉滑数 | 泄热通腑，行气导滞 | 大承气汤加减 |
| 饮食积滞 | 腹部胀满拒按，嗳腐吞酸，粪便奇臭，舌苔厚腻，脉滑 | 消食导滞，理气止痛 | 枳实导滞丸加减 |

续表

| 证型 | 辨证要点 | 治法 | 代表方 |
|------|----------|------|--------|
| | 腹痛胀闷，痛无定处，痛引少腹，或兼痛窜两胁，遇忧思恼怒则剧，脉弦 | 疏肝解郁，理气止痛 | |
| | 腹痛较剧，痛如针刺，痛处固定，舌质紫暗，脉细涩 | | |
| | 腹痛绵绵，喜温喜按，形寒肢冷，神疲乏力，舌淡苔白，脉沉细 | 温中补虚，缓急止痛 | |

【加减】

湿热壅滞：如腹痛剧烈，寒热往来，改用_____。

饮食积滞：食滞不重，腹痛较轻，用_____。

肝郁气滞：气滞腹痛肠鸣，用_____；_____，____，可用_____。

瘀血内停：下焦蓄血，大便色黑，可用_____；若胁下积块，可用_____。

中虚脏寒：腹痛大寒，可用_____；脉微肢冷，脾肾阳虚者，用_____；积冷便秘者，用_____；若中气大虚，用_____。

续表

| 证型 | 辨证要点 | 治法 | 代表方 |
|------|----------|------|--------|
| 肝郁气滞 | 腹痛胀闷，痛无定处，痛引少腹，或兼痛窜两胁，遇忧思恼怒则剧，脉弦 | 疏肝解郁，理气止痛 | 柴胡疏肝散加减 |
| 瘀血内停 | 腹痛较剧，痛如针刺，痛处固定，舌质紫暗，脉细涩 | 活血化瘀，和络止痛 | 少腹逐瘀汤加减 |
| 中虚脏寒 | 腹痛绵绵，喜温喜按，形寒肢冷，神疲乏力，舌淡苔白，脉沉细 | 温中补虚，缓急止痛 | 小建中汤加减 |

## 【加减】

湿热壅滞：如腹痛剧烈，寒热往来，改用大柴胡汤。

饮食积滞：食滞不重，腹痛较轻，用保和丸。

肝郁气滞：气滞腹痛肠鸣，用痛泻药方；少腹绞痛，阴囊寒疝，可用天台乌药散。

瘀血内停：下焦蓄血，大便色黑，可用桃核承气汤；若胁下积块，可用膈下逐瘀汤。

中虚脏寒：腹痛大寒，可用大建中汤；脉微肢冷，脾肾阳虚者，用附子理中汤；积冷便秘者，用温脾汤；若中气大虚，用补中益气汤。

## 速记歌诀

腹痛脏腑气血分，寒热虚实审病因，
寒则良附热承气，食积导滞积实通，
实痛疏肝气不运，血停少腹除瘀根，
虚则温补建中饮，通字义广法度深。

# 第七节 泄 泻

## 一、概念及源流

1. 概念

泄泻是以排便_____，粪质_____，甚至泻出如水样为主的病证。古有将大便溏薄而势缓者称为泄，大便清稀如水而势急者称为泻，现临床一般统称泄泻。

2. 源流

| 年代·作者·著作 | 主要贡献 |
|---|---|
|  | 提出了著名的治泻九法：____、____、清凉、疏利、____、____、____、固涩 |

## 二、病因病机

1. 常见病因

感受外邪、_____、_____、劳倦伤脾、久病年老。

2. 病机

| 病位 | 病位在____与____，病变主脏在____，____是关键，同时与____、____密切相关 |
|---|---|
| 基本病机 | _____，湿困脾土，_____功能失司 |
| 病机关键 | 病机关键是_____。急性泄泻以____为主；慢性久泻以_____为主 |

# 第七节　泄　泻

## 一、概念及源流

1. 概念

泄泻是以排便次数增多，粪质稀溏或完谷不化，甚至泻出如水样为主的病证。古人将大便溏薄而势缓者称为泄，大便清稀如水而势急者称为泻，现临床一般统称泄泻。

2. 源流

| 年代·作者·著作 | 主要贡献 |
|---|---|
| 明·李中梓《医宗必读·泄泻》 | 提出了著名的治泻九法：淡渗、升提、清凉、疏利、甘缓、酸收、燥脾、温肾、固涩 |

## 二、病因病机

1. 常见病因

感受外邪、饮食所伤、情志失调、劳倦伤脾、久病年老。

2. 病机

| 病位 | 病位在脾胃与大小肠，病变主脏在脾，脾失健运是关键，同时与肝、肾密切相关 |
|---|---|
| 基本病机 | 脾胃受损，湿困脾土，肠道功能失司 |
| 病机关键 | 病机关键是脾虚湿盛。急性泄泻以湿胜为主；慢性久泻以脾虚为主 |

### 三、鉴别诊断

1. 泄泻与痢疾的鉴别

两者均为大便次数增多，粪质稀薄的病证。泄泻以大便次数增加，粪质稀溏，甚则如水样，或完谷不化为主症，大便不带脓血，也无里急后重，腹痛或无。而痢疾以_____、_____、便下_____为特征。

2. 泄泻与霍乱的鉴别

霍乱是一种_____同时并作的病证。发病特点是来势急骤，变化迅速，病情凶险。起病时先突然腹痛，继则吐泻交作，所吐之物均为未消化之食物，气味酸腐热臭；所泻之物多为_____，____，常伴恶寒、发热。部分患者在吐泻之后，津液耗伤，迅速消瘦，或发生转筋，腹中绞痛。若吐泻剧烈，可致面色苍白、目眶凹陷、汗出肢冷等津竭阳衰之危候。

### 四、辨证要点与治疗原则

1. 辨证要点

一辨_____；二辨_____；三辨_____；四辨兼夹证。

2. 治疗原则

泄泻的治疗原则为_____。急性泄泻多以_____为主，重在____。慢性久泻以_____为主，当以_____为要。

### 三、鉴别诊断

1. 泄泻与痢疾的鉴别

两者均为大便次数增多，粪质稀薄的病证。泄泻以大便次数增加，粪质稀溏，甚则如水样，或完谷不化为主症，大便不带脓血，也无里急后重，腹痛或无。而痢疾以腹痛、里急后重、便下赤白脓血为特征。

2. 泄泻与霍乱的鉴别

霍乱是一种上吐下泻同时并作的病证。发病特点是来势急骤，变化迅速，病情凶险。起病时先突然腹痛，继则吐泻交作，所吐之物均为未消化之食物，气味酸腐热臭；所泻之物多为黄色粪水，如米泔，常伴恶寒、发热。部分患者在吐泻之后，津液耗伤，迅速消瘦，或发生转筋，腹中绞痛。若吐泻剧烈，可致面色苍白、目眶凹陷、汗出肢冷等津竭阳衰之危候。

### 四、辨证要点与治疗原则

1. 辨证要点

一辨暴泻与久泻；二辨虚实；三辨寒热；四辨兼夹证。

2. 治疗原则

泄泻的治疗原则为运脾化湿。急性泄泻多以湿盛为主，重在化湿。慢性久泻以脾虚为主，当以健运脾气为要。

### 五、分证论治

| 证型 | | 辨证要点 | 治法 | 代表方 |
|---|---|---|---|---|
| 暴泻 | | 泄泻清稀，甚则如水样，苔白腻，脉濡缓；若兼外感风寒，则恶寒发热 | | |
| | 湿热 | 泻下急迫，或泻而不爽，肛门灼热，苔黄腻，脉滑数或濡数 | 清热利湿 | |
| | | 腹痛肠鸣，泻下粪便臭如败卵，嗳腐酸臭，舌苔垢浊或厚腻，脉滑大 | | 保和丸加减 |
| 久泻 | | 每因抑郁恼怒，或情绪紧张时腹痛泄泻，泻后痛缓，脉细弦 | | |
| | | 大便时溏时泻，食少，食后脘闷，面色萎黄，神疲倦怠，脉细弱 | 健脾益气，渗湿止泻 | |
| | | 黎明之前，腹痛肠鸣即泻，形寒肢冷，腹部喜暖，腰膝酸软，脉沉细 | | |

## 五、分证论治

| 证型 | | 辨证要点 | 治法 | 代表方 |
|---|---|---|---|---|
| 暴泻 | 寒湿 | 泄泻清稀，甚则如水样，苔白腻，脉濡缓；若兼外感风寒，则恶寒发热 | 芳香化湿，疏表散寒 | 藿香正气散加减 |
| | 湿热 | 泻下急迫，或泻而不爽，肛门灼热，苔黄腻，脉滑数或濡数 | 清热利湿 | 葛根芩连汤加减 |
| | 食滞 | 腹痛肠鸣，泻下粪便臭如败卵，嗳腐酸臭，舌苔垢浊或厚腻，脉滑大 | 消食导滞 | 保和丸加减 |
| 久泻 | 肝气乘脾 | 每因抑郁恼怒，或情绪紧张时腹痛泄泻，泻后痛缓，脉细弦 | 抑肝扶脾 | 痛泻要方加减 |
| | 脾胃虚弱 | 大便时溏时泻，食少，食后脘闷，面色萎黄，神疲倦怠，脉细弱 | 健脾益气，渗湿止泻 | 参苓白术散加减 |
| | 肾阳虚衰 | 黎明之前，腹痛肠鸣即泻，形寒肢冷，腹部喜暖，腰膝酸软，脉沉细 | 温肾健脾，涩肠止泻 | 四神丸加减 |

**【加减】**

1. 暴泻

寒湿：如湿邪偏重，肢体倦怠，苔白腻者，用____。

湿热：病情较轻，用_____；若湿重于热，舌苔微黄厚腻，脉濡缓者，可合_____；暑湿泄泻，可用_____。

食滞：若食积较重，脘腹胀满，"通因通用"，用_____。

2. 久泻

肝气乘脾：若转入血络者，用_____；脾气虚弱者，可加_____。

脾胃虚弱：脾阳虚衰，阴寒内盛，可用_____；中气下陷，可用_____；若泄泻日久，脾虚夹湿，改用_____；若湿热未尽，苔薄黄腻者，可用_____。

肾阳虚衰：久泻不止，中气下陷，合_____；滑脱不禁者，合_____；寒热错杂，改用_____；有血瘀者，可用_____。

## 【加减】

1. 暴泻

寒湿：如湿邪偏重，肢体倦怠，苔白腻者，用胃苓汤。

湿热：病情较轻，用六一散煎汤送服红灵丹；若湿重于热，舌苔微黄厚腻，脉濡缓者，可合平胃散；暑湿泄泻，可用黄连香薷饮。

食滞：若食积较重，脘腹胀满，"通因通用"，用枳实导滞丸。

2. 久泻

肝气乘脾：若转入血络者，用血府逐瘀汤；脾气虚弱者，可加参苓白术丸。

脾胃虚弱：脾阳虚衰，阴寒内盛，可用附子理中丸；中气下陷，可用补中益气汤；若泄泻日久，脾虚夹湿，改用升阳益胃汤；若湿热未尽，苔薄黄腻者，可用益胃汤。

肾阳虚衰：久泻不止，中气下陷，合补中益气汤；滑脱不禁者，合桃花汤或真人养脏汤；寒热错杂，改用乌梅丸；有血瘀者，可用桂枝汤。

### 速记歌诀

泄泻便稀更衣烦，湿胜脾虚最关键，
藿香正气除寒湿，湿热葛根汤芩连，
痛泻要方肝乘脾，保和食滞肠胃间，
参苓白术脾胃弱，四神泻在黎明前。

# 第八节 痢 疾

## 一、概念及源流

1. 概念

痢疾是因外感时邪疫毒，内伤饮食而致的具有传染性的疾病，以腹痛、里急后重、大便次数增多、排赤白脓血便为主症。

2. 源流

| 年代·作者·著作 | 主要贡献 |
|---|---|
| | _____正式用"痢疾"病名 "今之所谓痢疾者，古所谓滞下是也" |
| 刘河间 | 提出"_____则后重自除_____则便脓自愈" |

## 二、病因病机

1. 常见病因

外感_____、内伤_____。

2. 病机

| 病位 | 病位在____，与____、____相关，可涉及____ |
|---|---|
| 基本病机 | 邪蕴肠腑，气血壅滞，传导失司，____受伤而成痢 |

# 第八节 痢 疾

## 一、概念及源流

### 1. 概念

痢疾是因外感时邪疫毒，内伤饮食而致的具有传染性的疾病，以腹痛、里急后重、大便次数增多、排赤白脓血便为主症。

### 2. 源流

| 年代·作者·著作 | 主要贡献 |
|---|---|
| 宋·严用和《济生方》 | 《济生方》正式用"痢疾"病名"今之所谓痢疾者，古所谓滞下是也" |
| 刘河间 | 提出"调气则后重自除，行血则便脓自愈" |

## 二、病因病机

### 1. 常见病因

外感时疫邪毒、内伤饮食。

### 2. 病机

| 病位 | 病位在大肠，与脾、胃相关，可涉及肾 |
|---|---|
| 基本病机 | 邪蕴肠腑，气血壅滞，传导失司，脂膜血络受伤而成痢 |

### 三、辨证要点与治疗原则

1. 辨证要点

（1）辨＿＿＿＿＿

一般来说，初痢及年轻体壮患痢者多＿＿＿；久痢及年高体弱患痢者多＿＿＿。腹痛胀满，痛而拒按，痛时窘迫欲便，便后里急后重暂时减轻者为实；腹痛绵绵，痛而喜按，便后里急后重不减，坠胀甚者为虚。

（2）辨＿＿＿＿＿

大便排出脓血，色鲜红，稠厚腥臭，腹痛，里急后重明显，口渴，口臭，小便黄赤，舌红苔黄腻，脉滑数者属＿＿＿；大便排出赤白清稀，白多赤少，腹痛喜按，里急后重不明显，面白肢冷形寒，舌淡苔白，脉沉细者属＿＿＿＿＿。

（3）辨＿＿＿＿、＿＿＿

（4）下痢白多赤少，为＿＿＿伤及＿＿＿；赤多白少，或以血为主者，为＿＿＿伤及＿＿＿。

2. 治疗原则

（1）根据病证的寒热虚实确定治疗原则：热痢＿＿＿，寒痢＿＿＿，初痢实则＿＿＿，久痢虚则＿＿＿，寒热交错者＿＿＿，虚实夹杂者攻补兼施。痢疾初起之时，以实证、热证多见，宜清热化湿解毒；久痢虚证、寒证，应予补虚温中，调理脾胃，收涩固脱。

（2）调和气血，＿＿＿＿＿＿＿＿＿。

（3）顾护＿＿＿＿＿＿。

3. 治疗禁忌

忌＿＿＿＿＿＿＿，忌＿＿＿＿＿＿＿，忌＿＿＿＿＿＿。

### 三、辨证要点与治疗原则

1. 辨证要点

（1）辨虚实

一般来说，初痢及年轻体壮患痢者多实；久痢及年高体弱患痢者多虚。腹痛胀满，痛而拒按，痛时窘迫欲便，便后里急后重暂时减轻者为实；腹痛绵绵，痛而喜按，便后里急后重不减，坠胀甚者为虚。

（2）辨寒热

大便排出脓血，色鲜红，稠厚腥臭，腹痛，里急后重明显，口渴，口臭，小便黄赤，舌红苔黄腻，脉滑数者属热；大便排出赤白清稀，白多赤少，腹痛喜按，里急后重不明显，面白肢冷形寒，舌淡苔白，脉沉细者属寒。

（3）辨伤气、伤血

（4）下痢白多赤少，为湿邪伤及气分；赤多白少，或以血为主者，为热邪伤及血分。

2. 治疗原则

（1）根据病证的寒热虚实确定治疗原则：热痢清之，寒痢温之，初痢实则通之，久痢虚则补之，寒热交错者清温并用，虚实夹杂者攻补兼施。痢疾初起之时，以实证、热证多见，宜清热化湿解毒；久痢虚证、寒证，应予补虚温中，调理脾胃，收涩固脱。

（2）调和气血，消积导滞。

（3）顾护胃气。

3. 治疗禁忌

忌过早补涩，忌峻下攻伐，忌分利小便。

## 四、分证论治

| 证型 | | 辨证要点 | 治法 | 代表方 |
|---|---|---|---|---|
| 湿热痢 | | 腹部疼痛，里急后重，痢下赤白脓血，赤多白少，舌苔黄腻，脉滑数或浮数 | | |
| | | 起病急骤，壮热口渴，头痛烦躁，痢下鲜紫脓血，甚者神昏惊厥，苔黄燥，或黑滑润，脉滑数或微欲绝 | | |
| | | 腹痛拘急，痢下赤白黏冻，白多赤少，舌苔白腻，脉濡缓 | | |
| | | 痢下赤白黏冻，心烦，口干口渴，舌红苔少，脉细数 | 养阴和营，清肠止痢 | |
| | | 腹部隐痛，喜按喜温，痢下赤白清稀，形寒畏冷，腰膝酸软，舌淡苔白滑，脉沉细弱 | | |
| 休息痢 | | 腹痛，里急后重，大便夹有脓血，苔腻，脉濡软或虚数 | | |
| | 缓解期 | 腹胀食少，大便溏薄，面色萎黄，脉缓弱 | 补中益气，健脾升阳 | |

### 四、分证论治

| 证型 | | | 辨证要点 | 治法 | 代表方 |
|---|---|---|---|---|---|
| 湿热痢 | | | 腹部疼痛，里急后重，痢下赤白脓血，赤多白少，舌苔黄腻，脉滑数或浮数 | 清热化湿解毒，调气行血导滞 | 芍药汤加减 |
| 疫毒痢 | | | 起病急骤，壮热口渴，头痛烦躁，痢下鲜紫脓血，甚者神昏惊厥，苔黄燥，或黑滑润，脉滑数或微欲绝 | 清热解毒，凉血止痢 | 白头翁汤合芍药汤加减 |
| 寒湿痢 | | | 腹痛拘急，痢下赤白黏冻，白多赤少，舌苔白腻，脉濡缓 | 温化寒湿，调气和血 | 胃苓汤加减 |
| 阴虚痢 | | | 痢下赤白黏冻，心烦，口干口渴，舌红苔少，脉细数 | 养阴和营，清肠止痢 | 驻车丸加减 |
| 虚寒痢 | | | 腹部隐痛，喜按喜温，痢下赤白清稀，形寒畏冷，腰膝酸软，舌淡苔白滑，脉沉细弱 | 温补脾肾，收涩固脱 | 桃花汤合真人养脏汤加减 |
| 休息痢 | 发作期 | | 腹痛，里急后重，大便夹有脓血，苔腻，脉濡软或虚数 | 温中清肠，调气化滞 | 连理汤加减 |
| | 缓解期 | 脾气虚弱 | 腹胀食少，大便溏薄，面色萎黄，脉缓弱 | 补中益气，健脾升阳 | 补中益气汤加减 |

续表

| 证型 | | 辨证要点 | 治法 | 代表方 |
|---|---|---|---|---|
| 休息痢 | 缓解期 | 胃脘灼热，烦渴，畏寒喜暖，四肢不温，舌质红，苔黄腻，脉沉缓 | | |
| | 瘀血内阻 | 腹部刺痛，固定不移，舌质紫暗或有瘀斑，脉细涩 | | |

## 【加减】

湿热痢：兼见表证，用_____；表邪未解，里热已盛，用_____；热毒下痢者，则宜_____；夹食滞，苔黄腻，脉滑者，加用_____；表证已减，痢尤未止，可加_____。

疫毒痢：积滞甚者，痢下臭秽，腹痛拒按，急加_____；热入营分，神昏谵语，合用_____或另用_____；热极动风，痉厥抽搐，送服_____；暴痢致脱，急服_____或_____。

寒湿痢：若兼表证者，可合_____。

虚寒痢：脱肛下坠者，可用_____。

休息痢（缓解期）

脾气虚弱：形寒气怯，为_____，用____；肢体浮肿，可合用_____；脾病及肾，大便滑脱不禁，可合用_____。

瘀血内阻：还可与_____间服。

续表

| 证型 | | 辨证要点 | 治法 | 代表方 |
|---|---|---|---|---|
| 休息痢 | 缓解期 | 寒热错杂 | 胃脘灼热，烦渴，畏寒喜暖，四肢不温，舌质红，苔黄腻，脉沉缓 | 温中补虚，清热化湿 | 乌梅丸加减 |
| | | 瘀血内阻 | 腹部刺痛，固定不移，舌质紫暗或有瘀斑，脉细涩 | 活血祛瘀，行气止痛 | 少腹逐瘀汤加减 |

**【加减】**

湿热痢：兼见表证，用活人败毒散；表邪未解，里热已盛，用葛根芩连汤；热毒下痢者，则宜白头翁汤；夹食滞，苔黄腻，脉滑者，加用枳实导滞丸；表证已减，痢尤未止，可加香连丸。

疫毒痢：积滞甚者，痢下臭秽，腹痛拒按，急加大承气汤；热入营分，神昏谵语，合用犀角地黄汤或另用大黄煎汤送服安宫牛黄丸；热极动风，痉厥抽搐，送服紫雪丹；暴痢致脱，急服参附汤或独参汤。

寒湿痢：若兼表证者，可合荆防败毒散。

虚寒痢：脱肛下坠者，可用补中益气汤。

休息痢（缓解期）

脾气虚弱：形氣怯，为脾阳虚衰，用附子理中汤；肢体浮肿，可合用苓桂术甘汤；脾病及肾，大便滑脱不禁，可合用桃花汤或真人养脏汤。

瘀血内阻：还可与六君子汤间服。

## 速记歌诀

痢下赤白并腹痛，里急后重复秋生，
湿热疫毒内伤食，损伤脾胃肠澼成，
疫毒清凉白头翁，湿热芍药定权衡，
寒湿痢来胃苓汤，阴虚驻车养阴清，
真人善治虚寒痢，连理休息痢收功，
补中益气补脾气，寒热错杂乌梅平，
少腹逐瘀阻自通，寒热虚实诸症停。

# 第九节　便　秘

## 一、概念

便秘是指粪便在肠内滞留过久，秘结不通，排便周期延长；或周期不长，但粪质干结，排出艰难；或粪质不硬，虽有便意，但便而不畅的病证。

## 二、病因病机

1. 常见病因

| 内因 | 饮食不节、_____、_____ |
|------|------------------------------|
| 外因 | _____ |

2. 病机

| 病位 | 病位在____，与肺、脾、胃、肝、肾相关 |
|------|------------------------------------------|
| 基本病机 | _____失常 |
| 病理性质 | 可以概括为____、____两个方面。____、____、____属实，燥热内结于肠胃者为热秘，气机郁滞者为气秘，阴寒积滞者为冷秘；_____所致者属虚 |

## 三、鉴别诊断

便秘与肠结的鉴别

便秘与肠结均可出现腹部包块，但便秘者，常出现在_____；肠结则在腹部_____可出现。便秘多扪及_____；肠结则_____。便秘之包块为_____，通下排便后消失或减少；肠结之包块则与排便____。

# 第九节　便　秘

## 一、概念

便秘是指粪便在肠内滞留过久，秘结不通，排便周期延长；或周期不长，但粪质干结，排出艰难；或粪质不硬，虽有便意，但便而不畅的病证。

## 二、病因病机

1. 常见病因

| 内因 | 饮食不节、情志失调、年老体虚 |
|------|------------------------------|
| 外因 | 感受外邪 |

2. 病机

| 病位 | 病位在大肠，与肺、脾、胃、肝、肾相关 |
|------|--------------------------------------|
| 基本病机 | 大肠传导失常 |
| 病理性质 | 可以概括为虚、实两个方面。热秘、气秘、冷秘属实，燥热内结于肠胃者为热秘，气机郁滞者为气秘，阴寒积滞者为冷秘；气血阴阳亏虚所致者属虚 |

## 三、鉴别诊断

便秘与肠结的鉴别

便秘与肠结均可出现腹部包块，但便秘者，常出现在小腹左侧；肠结则在腹部各处均可出现。便秘多扪及索条状物；肠结则形状不定。便秘之包块为燥屎内结，通下排便后消失或减少；肠结之包块则与排便无关。

## 四、治疗原则

便秘的治疗以_____，_____为原则。实秘以____为主，给予____、____、____之法，使邪去便通；虚秘以_____为先，给予_____、____之法，使正盛便通。

## 五、分证论治

| 证型 | | 辨证要点 | 治法 | 代表方 |
|---|---|---|---|---|
| 实秘 | | 便干结，口干口臭，苔黄燥，脉滑数 | 泄热导滞，润肠通便 | |
| | | 欲便不得出，或便而不爽，肠鸣矢气，腹中胀痛，胸胁痞满，苔薄腻，脉弦 | | |
| | 冷秘 | 大便艰涩，手足不温，舌苔白腻，脉弦紧 | | |
| 虚秘 | | 排便困难，用力努挣则汗出短气，便后乏力，面白神疲，肢倦懒言，舌淡苔白，脉弱 | | |
| | | 便干结，面色无华，头晕目眩，心悸，舌淡，脉细 | 养血滋阴，润燥通便 | |

## 四、治疗原则

便秘的治疗以恢复大肠的传导功能，保持大便通畅为原则。实秘以祛邪为主，给予泄热、温散、通导之法，使邪去便通；虚秘以扶正为先，给予益气温阳、滋阴养血之法，使正盛便通。

## 五、分证论治

| 证型 | | 辨证要点 | 治法 | 代表方 |
|---|---|---|---|---|
| 实秘 | 热秘 | 便干结，口干口臭，苔黄燥，脉滑数 | 泄热导滞，润肠通便 | 麻子仁丸加减 |
| | 气秘 | 欲便不得出，或便而不爽，肠鸣矢气，腹中胀痛，胸胁痞满，苔薄腻，脉弦 | 顺气导滞，降逆通便 | 六磨汤加减 |
| | 冷秘 | 大便艰涩，手足不温，舌苔白腻，脉弦紧 | 温里散寒，通便止痛 | 大黄附子汤加减 |
| 虚秘 | 气虚秘 | 排便困难，用力努挣则汗出短气，便后乏力，面白神疲，肢倦懒言，舌淡苔白，脉弱 | 补脾益肺，润肠通便 | 黄芪汤加减 |
| | 血虚秘 | 便干结，面色无华，头晕目眩，心悸，舌淡，脉细 | 养血滋阴，润燥通便 | 润肠丸加减 |

续表

| 证型 | | 辨证要点 | 治法 | 代表方 |
|---|---|---|---|---|
| 虚秘 | | 便干结，如羊屎状，潮热盗汗，舌红少苔，脉细数 | | |
| | 阳虚秘 | 排便困难，小便清长，四肢不温，腹中冷痛，或腰膝酸冷，脉沉迟 | | |

**【加减】**

1. 实秘

热秘：郁怒伤肝，易怒目赤，加服＿＿＿＿＿＿＿＿。

冷秘：大寒积聚，用＿＿＿＿＿＿。

2. 虚秘

气虚秘：腹部坠胀者，可合用＿＿＿＿＿＿；气短懒言，多汗少动，加＿＿＿＿＿＿；肢倦腰酸，二便不利，用＿＿＿＿＿。

阴虚秘：胃阴不足，用＿＿＿＿＿＿；肾阴不足，用＿＿＿＿；阴亏燥结，热盛伤津者，用＿＿＿＿＿＿。

阳虚秘：老人虚冷便秘，可用＿＿＿＿＿＿。

续表

| 证型 | | 辨证要点 | 治法 | 代表方 |
|---|---|---|---|---|
| 虚秘 | 阴虚秘 | 便干结，如羊屎状，潮热盗汗，舌红少苔，脉细数 | 滋阴增液，润肠通便 | 增液汤加减 |
| | 阳虚秘 | 排便困难，小便清长，四肢不温，腹中冷痛，或腰膝酸冷，脉沉迟 | 补肾温阳，润肠通便 | 济川煎加减 |

## 【加减】

1. 实秘

热秘：郁怒伤肝，易怒目赤，加服更衣丸或当归龙荟丸。

冷秘：大寒积聚，用三物备急丸。

2. 虚秘

气虚秘：腹部坠胀者，可合用补中益气汤；气短懒言，多汗少动，加生脉散；肢倦腰酸，二便不利，用大补元煎。

阴虚秘：胃阴不足，用益胃汤；肾阴不足，用六味地黄丸；阴亏燥结，热盛伤津者，用增液承气汤。

阳虚秘：老人虚冷便秘，可用半硫丸。

### 速记歌诀

便秘脾肾关系密，胃肠传导论病机，

不通艰涩便时长，治分热冷与气虚，

热结麻丸冷黄附，气结六磨能解急，

黄芪汤擅气不运，增液阴虚润肠血，

阳虚济川温则通，诸症便秘离肠去。

# 第五章　肝胆系病证

## 第一节　胁　痛

### 一、概念及源流

1. 概念

胁痛是指以一侧或两侧胁肋部疼痛为主要表现的病证。胁，指_____，为腋以下至第12肋骨部的总称。

2. 源流

| 年代·作者·著作 | 主要贡献 |
|---|---|
| | 胁痛一证，最早见于_____。_____明确指出了本病的发生主要与_____病变相关 |

### 二、病因病机

1. 常见病因

_____、_____、_____、外感湿热、劳欲久病。

# 第五章 肝胆系病证

## 第一节 胁 痛

### 一、概念及源流

1. 概念

胁痛是指以一侧或两侧胁肋部疼痛为主要表现的病证。胁，指侧胸部，为腋以下至第12肋骨部的总称。

2. 源流

| 年代·作者·著作 | 主要贡献 |
|---|---|
| 《黄帝内经》 | 胁痛一证，最早见于《内经》。《内经》明确指出了本病的发生主要与肝胆病变相关 |

### 二、病因病机

1. 常见病因

情志不遂、跌仆损伤、饮食所伤、外感湿热、劳欲久病。

2. 病机

| 病位 | 主要在____，又与____及____相关 |
|------|------|
| 基本病机 | —— |
| 病理性质 | 有虚有实，而以____为多。实证中以____、____、____为主，三者又以____为先。虚证多属____亏损，_____。一般说来，胁痛初病在气，日久气滞转为血瘀，或气滞、血瘀并见。实证日久，化燥伤阴，故临床可见虚实夹杂之证 |

## 三、辨证要点与治疗原则

1. 辨证要点

（1）辨____

大抵____多属气郁，且疼痛游走不定，时轻时重，症状轻重与_____有关；____多属血瘀，且痛处固定不移，疼痛持续不已，局部拒按，入夜尤甚。

（2）辨_____

2. 治疗原则　.

治疗当以_____为基本治则。实证之胁痛，宜用____、____、____之法；虚证之胁痛，宜采用____、____、柔肝之法。

2. 病机

| 病位 | 主要在肝、胆，又与脾、胃及肾相关 |
|---|---|
| 基本病机 | 肝络失和 |
| 病理性质 | 有虚有实，而以实为多。实证中以气滞、血瘀、湿热为主，三者又以气滞为先。虚证多属阴血亏损，肝失所养。一般说来，胁痛初病在气，日久气滞转为血瘀，或气滞、血瘀并见。实证日久，化燥伤阴，故临床可见虚实夹杂之证 |

### 三、辨证要点与治疗原则

1. 辨证要点

（1）辨气血

大抵胀痛多属气郁，且疼痛游走不定，时轻时重，症状轻重与情绪变化有关；刺痛多属血瘀，且痛处固定不移，疼痛持续不已，局部拒按，入夜尤甚。

（2）辨虚实

2. 治疗原则

治疗当以疏肝、和络、止痛为基本治则。实证之胁痛，宜用理气、活血、清利湿热之法；虚证之胁痛，宜采用滋阴、养血、柔肝之法。

## 五、分证论治

| 证型 | 辨证要点 | 治法 | 代表方 |
|------|----------|------|--------|
| 肝郁气滞 | 胁肋胀痛，走窜不定，因情志变化而增减，善太息、口苦，脉弦 | | |
| | 胁肋胀痛，便秘溲赤，或身热恶寒，苔黄腻，脉弦滑数 | | |
| | 胁肋刺痛，痛有定处，拒按，舌紫暗，脉象沉涩 | 活血祛瘀，通络止痛 | |
| | 胁肋隐痛，心中烦热，头晕目眩，舌红少苔，脉细弦而数 | | |

【加减】

肝郁气滞：胁痛甚者，可服＿＿＿＿＿；若肝气横逆犯脾，服＿＿＿＿＿。

肝胆湿热：砂石阻滞胆道，痛连肩背，服＿＿＿＿＿口服液；呕吐蛔虫，用＿＿＿＿＿安蛔，再驱蛔。

瘀血阻络：胁肋下有癥块，而正气未衰，可服＿＿＿。

## 五、分证论治

| 证型 | 辨证要点 | 治法 | 代表方 |
|------|----------|------|--------|
| 肝郁气滞 | 胁肋胀痛，走窜不定，因情志变化而增减，善太息，口苦，脉弦 | 疏肝理气，柔肝止痛 | 柴胡疏肝散加减 |
| 肝胆湿热 | 胁肋胀痛，便秘溲赤，或身热恶寒，苔黄腻，脉弦滑数 | 疏肝利胆，清热利湿 | 龙胆泻肝汤加减 |
| 瘀血阻络 | 胁肋刺痛，痛有定处，拒按，舌紫暗，脉象沉涩 | 活血祛瘀，通络止痛 | 血府逐瘀汤或复元活血汤 |
| 肝络失养 | 胁肋隐痛，心中烦热，头晕目眩，舌红少苔，脉细弦而数 | 养阴柔肝，理气止痛 | 一贯煎加减 |

**【加减】**

肝郁气滞：胁痛甚者，可服元胡止痛片；若肝气横逆犯脾，服逍遥丸。

肝胆湿热：砂石阻滞胆道，痛连肩背，服清肝利胆口服液；呕吐蛔虫，用乌梅丸安蛔，再驱蛔。

瘀血阻络：胁肋下有癥块，而正气未衰，可服鳖甲煎丸。

**速记歌诀**

胁痛病源主肝胆，实多虚少气血辨，
滞瘀湿热肝阴虚，以通为主虚滋肝，
气郁当疏柴胡散，瘀血血府汤复元，
肝胆湿热龙胆妙，养络柔肝一贯煎。

# 第二节 黄 疸

## 一、概念及源流

1. 概念

黄疸是以 ____、____、____ 为主症的一种病证，其中尤以_____ 为本病的重要特征。

2. 源流

| 年代·作者·著作 | 主要贡献 |
|---|---|
|  | _____把黄疸分为黄疸、谷疸、酒疸、女劳疸、黑疸五种，并对各种黄疸的形成机理、症状特点进行探讨，提出"黄家所得，从湿得之"，其创制的_____成为历代治疗黄疸的重要方剂 |

## 二、病因病机

1. 病因

| 内因 | 1. 内伤饮食劳倦<br>　　（1）_____<br>　　（2）_____<br>2. _____ |
|---|---|
| 外因 | _____、_____ |

# 第二节 黄 疸

## 一、概念及源流

### 1. 概念

黄疸是以目黄、身黄、小便黄为主症的一种病证，其中尤以目睛黄染为本病的重要特征。

### 2. 源流

| 年代·作者·著作 | 主要贡献 |
|---|---|
| 《金匮要略》 | 《金匮要略》把黄疸分为黄疸、谷疸、酒疸、女劳疸、黑疸五种，并对各种黄疸的形成机理、症状特点进行探讨，提出"黄家所得，从湿得之"，其创制的茵陈蒿汤成为历代治疗黄疸的重要方剂 |

## 二、病因病机

### 1. 病因

| 内因 | 1. 内伤饮食劳倦<br>（1）过食酒热甘肥或饮食不洁<br>（2）饮食饥饱、生冷或劳倦病后伤脾<br>2. 病后续发 |
|---|---|
| 外因 | 外感湿热、疫毒 |

2. 病机及转化

| 病位 | 黄疸的病位在_____ |
|---|---|
| 基本病机 | _____，脾胃运化失健，_____，胆汁泛溢肌肤 |
| 病理性质 | 有阴阳之分。_____，发为阳黄；_____，发为阴黄 |
| 病理因素 | 有____、____、____、____、____、____六种，但其中以____为主 |
| 病理演变 | 湿热蕴积化毒，疫毒炽盛，充斥三焦，深入营血，内陷心肝，发为_____；阳黄误治失治，迁延日久，脾阳损伤，湿从寒化，则可转为_____；阴黄复感外邪，湿郁化热，又可呈____表现 |

## 三、辨证要点与治疗原则

1. 辨证要点

黄疸的辨证，应以____为纲，阳黄以_____为主，阴黄以_____为主。临证应根据黄疸的色泽，结合病史、症状，区别阳黄与阴黄。

2. 治疗原则

黄疸的治疗大法，主要为_____，_____。急黄热毒炽盛，邪入心营，当以_____、_____为主。

## 2. 病机及转化

| 病位 | 黄疸的病位在脾、胃、肝、胆 |
|---|---|
| 基本病机 | 湿邪困遏，脾胃运化失健，肝胆疏泄失常，胆汁泛溢肌肤 |
| 病理性质 | 有阴阳之分。湿热交蒸，发为阳黄；寒湿瘀滞，发为阴黄 |
| 病理因素 | 有湿邪、热邪、寒邪、疫毒、气滞、瘀血六种，但其中以湿邪为主 |
| 病理演变 | 湿热蕴积化毒，疫毒炽盛，充斥三焦，深入营血，内陷心肝，发为急黄；阳黄误治失治，迁延日久，脾阳损伤，湿从寒化，则可转为阴黄；阴黄复感外邪，湿郁化热，又可呈阳黄表现 |

## 三、辨证要点与治疗原则

1. 辨证要点

黄疸的辨证，应以阴阳为纲，阳黄以湿热疫毒为主，阴黄以脾虚寒湿为主。临证应根据黄疸的色泽，结合病史、症状，区别阳黄与阴黄。

2. 治疗原则

黄疸的治疗大法，主要为化湿邪，利小便。急黄热毒炽盛，邪入心营，当以清热解毒、凉营开窍为主。

## 四、分证论治

| 证型 | | 辨证要点 | 治法 | 代表方 |
|---|---|---|---|---|
| 阳黄 | | 身目俱黄，黄色鲜明，发热，苔黄腻，脉弦数 | | 茵陈蒿汤加减 |
| | | 身目俱黄，头重身困，胸脘痞满，舌苔厚腻微黄，脉象濡数或濡缓 | 利湿化浊运脾，佐以清热 | |
| | | 身目发黄，右胁胀闷疼痛，牵引肩背，寒热往来，苔黄，脉弦滑数 | | |
| | 疫毒炽盛（急黄） | 黄疸迅速加深，其色如金，高热神昏，烦躁抽搐，衄血便血，肌肤瘀斑，苔黄燥，脉弦滑或数 | | |
| 阴黄 | | 身目俱黄，黄色晦暗，畏寒，舌淡苔腻，脉濡缓或沉迟 | | |
| | | 面目及肌肤淡黄，或晦暗不泽，肢软乏力，便溏，脉濡细 | 健脾养血，利湿退黄 | |

## 四、分证论治

| 证型 | | 辨证要点 | 治法 | 代表方 |
|---|---|---|---|---|
| 阳黄 | 热重于湿 | 身目俱黄，黄色鲜明，发热，苔黄腻，脉弦数 | 清热通腑，利湿退黄 | 茵陈蒿汤加减 |
| | 湿重于热 | 身目俱黄，头重身困，胸脘痞满，舌苔厚腻微黄，脉濡数或濡缓 | 利湿化浊运脾，佐以清热 | 茵陈五苓散合甘露消毒丹 |
| | 胆腑郁热 | 身目发黄，右胁胀闷疼痛，牵引肩背，寒热往来，苔黄，脉弦滑数 | 疏肝泄热，利胆退黄 | 大柴胡汤加减 |
| | 疫毒炽盛（急黄） | 黄疸迅速加深，其色如金，高热神昏，烦躁抽搐，衄血便血，肌肤瘀斑，苔黄燥，脉弦滑或数 | 清热解毒，凉血开窍 | 《千金》犀角散加减 |
| 阴黄 | 寒湿阻遏 | 身目俱黄，黄色晦暗，畏寒，舌淡苔腻，脉濡缓或沉 | 温中化湿，健脾和胃 | 茵陈术附汤加减 |
| | 脾虚湿滞 | 面目及肌肤淡黄，或晦暗不泽，肢软乏力，便溏，脉濡细 | 健脾养血，利湿退黄 | 黄芪建中汤加减 |

## 【加减】

1. 阳黄

湿重于热：寒热头痛，先用＿＿＿＿＿＿＿＿。

疫毒炽盛（急黄）：神昏谵语，加服＿＿＿＿＿＿＿；动风抽搐者，另服＿＿＿＿＿＿＿＿。

2. 阴黄

寒湿阻遏：腹胀，肤色苍白或黧黑，加服＿＿＿＿＿＿。

3. 黄疸后期

黄疸消退，有时并不代表病已痊愈。如病情迁延不愈，甚可转成积聚、鼓胀。因此，黄疸消退后，仍须根据病情继续调治。

| 证型 | 辨证要点 | 治法 | 代表方 |
|------|----------|------|--------|
| 湿热留恋 | 腹胀胁痛，小便黄赤，舌苔腻，脉濡数 | | |
| | 脘痞，肢倦乏力，胁肋隐痛，脉细弦 | | 柴胡疏肝散或归芍六君子汤 |
| | 胁下结块，刺痛不适，舌有紫斑，脉涩 | 疏肝理气，活血化瘀 | |

## 【加减】

1. 阳黄

湿重于热：寒热头痛，先用麻黄连翘赤小豆汤。

疫毒炽盛（急黄）：神昏谵语，加服安宫牛黄丸；动风抽搐者，另服羚羊角粉或紫雪丹。

2. 阴黄

寒湿阻遏：腹胀，肤色苍白或黧黑，加服硝石矾石散。

3. 黄疸后期

黄疸消退，有时并不代表病已痊愈。如病情迁延不愈，甚可转成积聚、鼓胀。因此，黄疸消退后，仍须根据病情继续调治。

| 证型 | 辨证要点 | 治法 | 代表方 |
|------|----------|------|--------|
| 湿热留恋 | 腹胀胁痛，小便黄赤，舌苔腻，脉濡数 | 利湿清热，以除余邪 | 茵陈四苓散 |
| 肝脾不调 | 脘痞，肢倦乏力，胁肋隐痛，脉细弦 | 调和肝脾，理气助运 | 柴胡疏肝散或归芍六君子汤 |
| 气滞血瘀 | 胁下结块，刺痛不适，舌有紫斑，脉涩 | 疏肝理气，活血化瘀 | 逍遥散合鳖甲煎丸 |

### 速记歌诀

黄疸病由湿邪生，色分暗滞与鲜明，
阳黄热重茵陈施，湿多甘露配五苓，
急黄毒盛犀角解，胆腑郁热柴胡迎，
阴黄术附寒湿阻，脾虚湿停黄芪宁，
湿热留恋陈四苓，舒肝和脾归芍并，
尚有气滞瘀血积，逍遥鳖甲随证定。

# 第三节 积 聚

## 一、概念及源流

1. 概念

积聚是腹内结块，或痛或胀的病证。

2. 源流

| 年代·作者·著作 | 主要贡献 |
| --- | --- |
|  | _____首先提出积聚的病名，对其形成和治疗原则进行了探讨 |
| 《难经·五十五难》 | 《难经·五十五难》明确了积与聚在病理及临床表现上的区别，指出"积者 _____ 所生，聚者 _____ 所成" |
| 《金匮要略》 | 《金匮要略》进一步说明"积者，_____ 也，终不移；聚者，_____ 也，发作有时"。其所制 _____、_____ 至今仍为治疗积聚的临床常用方剂 |
|  | _____说："初者，病邪初起，正气尚强，邪气尚浅，则_____；中者，受病渐久，邪气较深，正气较弱，_____；末者，病魔经久，邪气侵凌，正气消残，则任____。" |

## 第三节 积 聚

### 一、概念及源流

1. 概念

积聚是腹内结块，或痛或胀的病证。

2. 源流

| 年代·作者·著作 | 主要贡献 |
|---|---|
| 《黄帝内经》 | 《黄帝内经》首先提出积聚的病名，对其形成和治疗原则进行了探讨 |
| 《难经·五十五难》 | 《难经·五十五难》明确了积与聚在病理及临床表现上的区别，指出"积者五脏所生，聚者六腑所成" |
| 《金匮要略》 | 《金匮要略》进一步说明"积者，脏病也，终不移；聚者，腑病也，发作有时"。其所制鳖甲煎丸、大黄䗪虫丸至今仍为治疗积聚的临床常用方剂 |
| 《医宗必读·积聚》 | 《医宗必读·积聚》说："初者，病邪初起，正气尚强，邪气尚浅，则任受攻；中者，受病渐久，邪气较深，正气较弱，任受且攻且补；末者，病魔经久，邪气侵凌，正气消残，则任受补。" |

## 二、病因病机

1. 常见病因

＿＿＿＿、＿＿＿＿、外邪侵袭、他病续发。

2. 病机

| 病位 | 积聚的病位主要在＿＿＿＿ |
|---|---|
| 基本病机 | 为＿＿＿，＿＿＿。聚证以＿＿＿为主，病在＿＿＿，是为＿＿＿。积证以＿＿＿为主病在＿＿＿，是为＿＿＿ |
| 病理性质 | 初起多实，后期转以正虚为主 |
| 病理因素 | ＿＿＿、＿＿＿、＿＿＿、＿＿＿、＿＿＿ |

## 三、鉴别诊断

积证与聚证的鉴别

积证是指腹内结块＿＿＿＿＿＿，＿＿＿＿＿＿，痛＿＿＿，病属＿＿＿＿，多为＿＿＿＿＿，形成的时间比较＿＿＿，病情较＿＿＿；聚证是指腹内结块＿＿＿＿＿＿＿，痛＿＿＿，病在＿＿＿，多为＿＿＿，病史较＿＿＿，病情一般较＿＿＿。

## 四、辨证要点与治疗原则

1. 辨证要点

积聚的辨证必须辨其＿＿＿＿＿＿。聚证多＿＿＿。积证初起，正气未虚，以邪实为主；中期，积块较硬，正气渐伤，邪实正虚；后期，日久瘀结不去，则以正虚为主。

## 二、病因病机

1. 常见病因
情志失调、饮食所伤、外邪侵袭、他病续发。
2. 病机

| 病位 | 积聚的病位主要在肝、脾 |
|------|------------------------|
| 基本病机 | 为气机阻滞，瘀血内结。聚证以气滞为主，病在气分，是为腑病。积证以血瘀为主病在血分，是为脏病 |
| 病理性质 | 初起多实，后期转以正虚为主 |
| 病理因素 | 寒邪、湿热、痰浊、食滞、虫积 |

## 三、鉴别诊断

积证与聚证的鉴别
积证是指腹内结块触之有形，固定不移，痛有定处，病属血分，多为脏病，形成的时间比较长，病情较重；聚证是指腹内结块聚散无常，痛无定处，病在气分，多为腑病，病史较短，病情一般较轻。

## 四、辨证要点与治疗原则

1. 辨证要点
积聚的辨证必须辨其虚实之主次。聚证多实证。积证初起，正气未虚，以邪实为主；中期，积块较硬，正气渐伤，邪实正虚；后期，日久瘀结不去，则以正虚为主。

2. 治疗原则

聚证病在_____，重在_____，以____、____为基本治法；积证病在____，重在____，以_____、_____为基本治法。

积证治疗宜分初、中、末三个阶段：积证初期属邪实，应予____；中期邪实正虚，予_____；后期以正虚为主，应予_____。聚证多实，治疗以_____为主。

## 五、分证论治

| 证型 | | 辨证要点 | 治法 | 代表方 |
|------|------|--------|------|--------|
| 聚证 | 肝气郁结 | 腹中结块柔软，时聚时散，攻窜胀痛，随情绪波动起伏，脉弦 | | |
| | | 腹部时有条索状物聚起，便秘，纳呆，舌苔腻，脉弦滑 | 理气化痰，导滞散结 | |
| 积证 | | 腹部积块质软不坚，固定不移，胀痛并见，舌暗，脉弦 | | |

2. 治疗原则

聚证病在气分，重在调气，以疏肝理气、行气消聚为基本治法；积证病在血分，重在活血，以活血化瘀、软坚散结为基本治法。

积证治疗宜分初、中、末三个阶段：积证初期属邪实，应予消散；中期邪实正虚，予消补兼施；后期以正虚为主，应予养正除积。聚证多实，治疗以行气散结为主。

## 五、分证论治

| 证型 | | 辨证要点 | 治法 | 代表方 |
|------|------|----------|------|--------|
| 聚证 | 肝气郁结 | 腹中结块柔软，时聚时散，攻窜胀痛，随情绪波动起伏，脉弦 | 疏肝解郁，行气消聚 | 逍遥散加减 |
| | 食滞痰阻 | 腹部时有条索状物聚起，便秘，纳呆，舌苔腻，脉弦滑 | 理气化痰，导滞散结 | 六磨汤加减 |
| 积证 | 气滞血阻 | 腹部积块质软不坚，固定不移，胀痛并见，舌暗，脉弦 | 理气活血，消积散瘀 | 柴胡疏肝散合失笑散加减 |

续表

| 证型 | 辨证要点 | 治法 | 代表方 |
|------|---------|------|--------|
| 积证 | 腹部积块渐大，质地硬，固定不移，隐痛或刺痛，面色晦暗黧黑，舌质紫暗或有瘀斑瘀点，脉细涩 | 祛瘀软坚，兼调脾胃 | |
| | 久病体弱，积块坚硬，肌肉瘦削，神倦乏力，舌质淡紫，脉细数或弦细 | | 八珍汤合____加减 |

**【加减】**

1. 聚证

肝气郁结：若有热象，加_____；寒湿中阻，用_____。

食滞痰阻：若蛔虫结聚肠道，用_____；脾气损伤，服_____。

2. 积证

气滞血阻：兼有寒象，用_____。

瘀血内结：可与_____间服，或服_____。

续表

| 证型 | | 辨证要点 | 治法 | 代表方 |
|---|---|---|---|---|
| 积证 | 瘀血内结 | 腹部积块渐大，质地硬、固定不移，隐痛或刺痛，面色晦暗黧黑，舌质紫暗或有瘀斑瘀点，脉细涩 | 祛瘀软坚，兼调脾胃 | 膈下逐瘀汤加减 |
| | 正虚瘀阻 | 久病体弱，积块坚硬、肌肉瘦削，神倦乏力，舌质淡紫，脉细数或弦细 | 补益气血，化瘀消积 | 八珍汤合化积丸加减 |

## 【加减】

1. 聚证

肝气郁结：若有热象，加左金丸；寒湿中阻，用木香顺气散。

食滞痰阻：若蛔虫结聚肠道，用乌梅丸；脾气损伤，服香砂六君子汤。

2. 积证

气滞血阻：兼有寒象，用大七气汤。

瘀血内结：可与六君子汤间服，或服鳖甲煎丸。

### 速记歌诀

腹内结块胀或痛，积聚病形各不同，

聚证肝郁逍遥主，六磨食滞痰阻通，

气滞疏肝失笑合，瘀阻内结膈下攻，

正虚八珍化积施，重证切记图缓攻。

# 第四节 鼓 胀

## 一、概念及源流

1. 概念

鼓胀是指腹部_____的一类病证。临床以腹大胀满，
绷急如鼓，皮色苍黄，脉络显露为特征，故亦名鼓胀。

2. 源流

| 年代·作者·著作 | 主要贡献 |
|---|---|
| | 鼓胀病名最早见于____ |
| | 论述鼓胀病机，认为"胀病亦不外水裹、气结、血凝" |

## 二、病因病机

1. 常见病因

_____、_____、_____、病后续发。

2. 病机

| 病位 | 主要在____，久则及____ |
|---|---|
| 基本病机 | 肝、脾、肾受损，____、____、____ |
| 病理性质 | _____ |

# 第四节　鼓　胀

## 一、概念及源流

### 1. 概念

鼓胀是指腹部胀大如鼓的一类病证。临床以腹大胀满，绷急如鼓，皮色苍黄，脉络显露为特征，故亦名鼓胀。

### 2. 源流

| 年代·作者·著作 | 主要贡献 |
|---|---|
| 《黄帝内经》 | 鼓胀病名最早见于《黄帝内经》 |
| 清·喻嘉言《医门法律》 | 论述鼓胀病机，认为"胀病亦不外水裹、气结、血凝" |

## 二、病因病机

### 1. 常见病因

酒食不节、情志刺激、虫毒感染、病后续发。

### 2. 病机

| 病位 | 主要在肝、脾，久则及肾 |
|---|---|
| 基本病机 | 肝、脾、肾受损，气滞、血瘀、水停腹中 |
| 病理性质 | 本虚标实 |

### 三、鉴别诊断

鼓胀与水肿的鉴别

鼓胀主要为肝、脾、肾受损，气、血、水互结于腹中，以＿＿＿＿＿为主，四肢肿不甚明显。晚期方伴肢体浮肿，每兼见面色青晦、面颈部有血痣赤缕、胁下癥积坚硬、腹皮青筋显露等。水肿主要为肺、脾、肾功能失调，＿＿＿＿＿。其浮肿多从眼睑开始，继则延及头面及肢体；或下肢先肿，后及全身，每见面色㿠白、腰酸倦怠等；水肿较甚者，亦可伴见腹水。

### 四、辨证要点与治疗原则

1. 辨证要点

本病多属本虚标实之证。临床首先应辨其＿＿＿＿，标实者当辨＿＿＿＿、＿＿＿＿、＿＿＿＿的偏盛；本虚者当辨阴虚与阳虚的不同。

2. 治疗原则

标实为主者，当根据气、血、水的偏盛，分别采用＿＿＿＿、＿＿＿＿、＿＿＿＿＿或暂用＿＿＿＿之法，同时配以疏肝健脾；本虚为主者，当根据阴阳的不同，分别采取＿＿＿＿＿＿＿＿或＿＿＿＿＿，同时配合＿＿＿＿＿＿。由于本病总属本虚标实错杂，故治当攻补兼施，补虚不忘实，泻实不忘虚。

### 三、鉴别诊断

鼓胀与水肿的鉴别

鼓胀主要为肝、脾、肾受损，气、血、水互结于腹中，以腹部胀大为主，四肢肿不甚明显。晚期方伴肢体浮肿，每兼见面色青晦、面颈部有血痣赤缕、胁下癥积坚硬、腹皮青筋显露等。水肿主要为肺、脾、肾功能失调，水湿泛溢肌肤。其浮肿多从眼睑开始，继则延及头面及肢体；或下肢先肿，后及全身，每见面色㿠白、腰酸倦怠等；水肿较甚者，亦可伴见腹水。

### 四、辨证要点与治疗原则

1. 辨证要点

本病多属本虚标实之证。临床首先应辨其虚实标本的主次，标实者当辨气滞、血瘀、水湿的偏盛；本虚者当辨阴虚与阳虚的不同。

2. 治疗原则

标实为主者，当根据气、血、水的偏盛，分别采用行气、活血、祛湿利水或暂用攻逐之法，同时配以疏肝健脾；本虚为主者，当根据阴阳的不同，分别采取温补脾肾或滋养肝肾，同时配合行气活血利水。由于本病总属本虚标实错杂，故治当攻补兼施，补虚不忘实，泻实不忘虚。

### 五、分证论治

| 证型 | 辨证要点 | 治法 | 代表方 |
|---|---|---|---|
| | 胁下胀满或疼痛,得嗳气、矢气稍减,舌苔薄白腻,脉弦 | 疏肝理气,运脾利湿 | |
| | 腹大胀满,按之如囊裹水,得热则舒,怯寒懒动,舌苔白腻,脉弦迟 | | |
| | 腹大坚满,脘腹胀急,烦热口苦,渴不欲饮,舌边尖红,苔黄腻或兼灰黑,脉弦数 | 清热利湿,攻下逐水 | |
| 瘀结水留 | 腹满,胁下癥结痛如针刺,面色晦暗黧黑,或见大便色黑,舌质紫暗或有紫斑,脉细涩 | | |
| | 腹大胀满,形似蛙腹,朝宽暮急,神倦怯寒,肢冷浮肿,脉沉细无力 | | |

## 五、分证论治

| 证型 | 辨证要点 | 治法 | 代表方 |
|---|---|---|---|
| 气滞湿阻 | 胁下胀满或疼痛，得嗳气、矢气稍减，舌苔薄白腻，脉弦 | 疏肝理气，运脾利湿 | 柴胡疏肝散合胃苓汤加减 |
| 寒水困脾 | 腹大胀满，按之如囊裹水，得热则舒，怯寒懒动，舌苔白腻，脉弦迟 | 温中健脾，行气利水 | 实脾饮加减 |
| 水热蕴结 | 腹大坚满，脘腹胀急，烦热口苦，渴不欲饮，舌边尖红，苔黄腻或兼灰黑，脉弦数 | 清热利湿，攻下逐水 | 中满分消丸合茵陈蒿汤加减 |
| 瘀结水留 | 腹满，胁下癥结痛如针刺，面色晦暗鼋黑，或见大便色黑，舌质紫暗或有紫斑，脉细涩 | 活血化瘀，行气利水 | 调营饮加减 |
| 阳虚水盛 | 腹大胀满，形似蛙腹，朝宽暮急，神倦怯寒，肢冷浮肿，脉沉细无力 | 温补脾肾，化气利水 | 附子理苓汤或济生肾气丸加减 |

续表

| 证型 | 辨证要点 | 治法 | 代表方 |
|------|----------|------|--------|
| 阴虚水停 | 腹大胀满，或见青筋暴露，面色晦滞，唇紫，口干而燥，心烦失眠，舌质红绛少津，脉弦细数 | | |

【加减】

水热蕴结：腹胀甚，便秘，用_____。

瘀结水留：胁下癥积明显，配合_____；肌肤甲错，目眶暗黑，服_____；病久体虚，气血不足，宜用_____。

【预后与转归】

如阴虚血热，络脉瘀损，可致_____、_____、____、____；或肝肾阴虚，邪从热化，蒸液生痰，内蒙心窍，引动肝风，则见_____、_____等严重证候；如脾肾阳虚，湿浊内蒙，蒙蔽心窍，亦可导致____之变，终至邪陷正虚，气阴耗竭，由闭转脱，病情极为险恶。

续表

| 证型 | 辨证要点 | 治法 | 代表方 |
|------|---------|------|--------|
| 阴虚水停 | 腹大胀满，或见青筋暴露，面色晦滞，唇紫，口干而燥，心烦失眠，舌质红绛少津，脉弦细数 | 滋肾柔肝，养阴利水 | 六味地黄丸合一贯煎加减 |

## 【加减】

水热蕴结：腹胀甚，便秘，用舟车丸。

瘀结水留：胁下癥积明显，配合鳖甲煎丸；肌肤甲错，目眶暗黑，服大黄䗪虫丸；病久体虚，气血不足，宜用八珍汤或人参养荣丸。

## 【预后与转归】

如阴虚血热，络脉瘀损，可致鼻衄、齿衄，甚或大量呕血、便血；或肝肾阴虚，邪从热化，蒸液生痰，内蒙心窍，引动肝风，则见神昏谵语、痉厥等严重证候；如脾肾阳虚，湿浊内蒙，蒙蔽心窍，亦可导致神昏之变，终至邪陷正虚，气阴耗竭，由闭转脱，病情极为险恶。

## 速记歌诀

鼓胀气血水交凝，肝脾肾脏常俱病，
气滞柴胡胃苓选，寒湿实脾温而行，
水热中满合茵陈，水留血瘀需调营，
六味一贯主阴虚，阳虚水盛附理苓。

# 第五节　疟　疾

## 一、概念及源流

1. 概念

疟疾是感受疟邪引起的以寒战、壮热、头痛、汗出、休作有时为临床特征的一类疾病。

2. 源流

| 年代・作者・著作 | 主要贡献 |
|---|---|
|  | 疟疾之名首见于____。《素问・疟论》指出疟疾的病因是"疟气"，还描述了疟疾发作的典型症状 |
|  | _____首先提出疫疟的名称，认为其病因为感受山岚瘴毒之气，并明确提出____为治疟要药 |

## 二、病因病机

| 病因 | _____ |
|---|---|
| 病位 | 邪伏藏于_____，属____经脉部位 |
| 基本病机 | 为_____，出入营卫之间。邪正交争，则疟病发作；疟邪伏藏，则发作休止 |
| 病理性质 | 以____为主 |

# 第五节　疟　疾

## 一、概念及源流

### 1. 概念

疟疾是感受疟邪引起的以寒战、壮热、头痛、汗出、休作有时为临床特征的一类疾病。

### 2. 源流

| 年代·作者·著作 | 主要贡献 |
|---|---|
| 《黄帝内经》 | 疟疾之名首见于《内经》。《素问·疟论》指出疟疾的病因是"疟气"，还描述了疟疾发作的典型症状 |
| 晋·葛洪《肘后备急方》 | 晋代《肘后备急方》首先提出疫疟的名称，认为其病因为感受山岚瘴毒之气，并明确提出青蒿为治疟要药 |

## 二、病因病机

| 病因 | 感受疟邪 |
|---|---|
| 病位 | 邪伏藏于半表半里，属少阳经脉部位 |
| 基本病机 | 为邪伏半表半里，出入营卫之间。邪正交争，则疟病发作；疟邪伏藏，则发作休止 |
| 病理性质 | 以邪实为主 |

### 三、鉴别诊断

疟疾与风温发热的鉴别

风温初起，邪在卫分时，可见寒战发热，多伴有咳嗽气急、胸痛等____症状；疟疾则以寒热往来、汗出热退、休作有时为特征，无肺经症状。在发病季节上，风温多见于____，疟疾常发于____。

### 四、治疗原则

疟疾的治疗以_____为基本治则，区别寒与热的偏盛进行处理。如属疟母，又当_____。

### 五、分证论治

| 证型 | 辨证要点 | 治法 | 代表方 |
|------|----------|------|--------|
| 正疟 | 症状典型，寒热休作有时，苔薄白或黄腻，脉弦 | | |
| | 热多寒少，便秘尿赤，舌红苔黄，或舌红干而无苔，脉弦数 | | |
| | 热少寒多，舌苔白腻，脉弦 | 和解表里，温阳达邪 | |

### 三、鉴别诊断

疟疾与风温发热的鉴别

风温初起，邪在卫分时，可见寒战发热，多伴有咳嗽气急、胸痛等肺经症状；疟疾则以寒热往来、汗出热退、休作有时为特征，无肺经症状。在发病季节上，风温多见于冬、春，疟疾常发于夏、秋。

### 四、治疗原则

疟疾的治疗以祛邪截疟为基本治则，区别寒与热的偏盛进行处理。如属疟母，又当祛瘀、化痰、软坚。

### 五、分证论治

| 证型 | 辨证要点 | 治法 | 代表方 |
|------|----------|------|--------|
| 正疟 | 症状典型，寒热休作有时，苔薄白或黄腻，脉弦 | 祛邪截疟，和解表里 | 柴胡截疟饮或截疟七宝饮加减 |
| 温疟 | 热多寒少，便秘尿赤，舌红苔黄，或舌红干而无苔，脉弦数 | 清热解表，和解祛邪 | 白虎加桂枝汤或白虎加人参汤加减 |
| 寒疟 | 热少寒多，舌苔白腻，脉弦 | 和解表里，温阳达邪 | 柴胡桂枝干姜汤合截疟七宝饮加减 |

续表

| 证型 | 辨证要点 | 治法 | 代表方 |
|------|---------|------|--------|
| 瘴疟 | 热甚寒微，或壮热不寒，甚至神昏谵语，舌质红绛，苔黄腻或垢黑，脉洪数或弦数 | | |
| | 寒甚热微，或但寒不热，嗜睡不语，神志昏蒙，舌苔厚腻色白，脉弦 | 解毒除瘴，芳化湿浊 | |
| | 疟疾日久，每遇劳累易发作，倦怠乏力，舌质淡，脉细弱 | | |

**【加减】**

热瘴：神昏痉厥，高热不退者，急用＿＿＿。

冷瘴：嗜睡昏蒙者，加服＿＿＿＿＿＿；呕吐较甚，吞服＿＿＿＿＿。

续表

| 证型 | | 辨证要点 | 治法 | 代表方 |
|---|---|---|---|---|
| 瘴疟 | 热瘴 | 热甚寒微，或壮热不寒，甚至神昏谵语，舌质红绛，苔黄腻或垢黑，脉洪数或弦数 | 解毒除瘴，清热保津 | 清瘴汤加减 |
| | 冷瘴 | 寒甚热微，或但寒不热，嗜睡不语，神志昏蒙，舌苔厚腻色白，脉弦 | 解毒除瘴，芳化湿浊 | 加味不换金正气散加减 |
| 劳疟 | | 疟疾日久，每遇劳累易发作，倦怠乏力，舌质淡，脉细弱 | 益气养血，扶正祛邪 | 何人饮 |

**【加减】**

热瘴：神昏痉厥，高热不退者，急用紫雪丹。

冷瘴：嗜睡昏蒙者，加服苏合香丸；呕吐较甚，吞服玉枢丹。

**速记歌诀**

疟邪伏于少阳原，寒战高热伴相生，
正疟柴胡伴七宝，温疟白虎桂人参，
寒疟桂干温七宝，劳疟何人破邪征，
热瘴清解可保津，冷瘴不换气当正。

# 第六节　瘿　病

## 一、概念及源流

1. 概念

瘿病是由于情志内伤、饮食及水土失宜等因素引起的，以 ____、____、____ 壅结颈前为基本病机，以 _____结块肿大为主要临床特征的一类疾病。

2. 源流

| 年代·作者·著作 | 主要贡献 |
|---|---|
|  | 瘿病一名，首见于_____，指出瘿病的病因主要是_____因素。其谓"瘿者，由忧恚气结所生"；亦曰饮沙水，沙随气入于脉，搏颈下而成之" |
|  | 提出瘿瘤的主要病理是_____壅结的观点，"夫人生瘿瘤之症，非阴阳正气结肿，乃五脏瘀血、浊气、痰滞而成"，采用的主要治法是"行散气血""行痰顺气""活血消坚"。该书所载的_____等方，至今仍为临床所习用 |

# 第六节  瘿  病

## 一、概念及源流

### 1. 概念

瘿病是由于情志内伤、饮食及水土失宜等因素引起的，以气滞、痰凝、血瘀壅结颈前为基本病机，以颈前喉结两旁结块肿大为主要临床特征的一类疾病。

### 2. 源流

| 年代·作者·著作 | 主要贡献 |
|---|---|
| 《诸病源候论·瘿候》 | 瘿病一名，首见于《诸病源候论·瘿候》，指出瘿病的病因主要是情志内伤及水土因素。其谓"瘿者，由忧恚气结所生"；亦曰"饮沙水，沙随气入于脉，搏颈下而成之" |
| 《外科正宗·瘿瘤论》 | 提出瘿瘤的主要病理是气、痰、瘀壅结的观点，"夫人生瘿瘤之症，非阴阳正气结肿，乃五脏瘀血、浊气、痰滞而成"，采用的主要治法是"行散气血""行痰顺气""活血消坚"。该书所载的海藻玉壶汤等方，至今仍为临床所习用 |

## 二、病因病机

| 病因 | _____、饮食及水土失宜、_____ |
|------|----------------------------------|
| 病位 | 主要在____，与____有关 |
| 基本病机 | ——、____、____壅结颈前 |

## 三、鉴别诊断

1. 瘿病与瘰疬的鉴别

瘰疬鉴别的要点：一是患病的_____；二是____。瘿病的肿块在_____，肿块一般较_____。正如《外台秘要·瘿病》所说："瘿病喜当颈下，当中央不偏两旁也。"而瘰疬的患病部位是在_____，肿块一般较_____，每个约胡豆大，个数多少不等。如《外科正宗·瘰疬论》说："瘰疬者，累累如贯珠，连结三五枚。"

2. 瘿病与消渴的鉴别

瘿病中阴虚火旺的证型，常表现_____的症状，应注意和消渴相鉴别。消渴以_____为主要临床表现，三消的症状常同时出现，尿中常有甜味，但颈部无肿块。瘿病的多食易饥虽类似中消，但不合并多饮、多尿，颈部有瘿肿为主要特征，且伴有比较明显的烦热、心悸、急躁易怒、眼突、脉数等症状。

## 二、病因病机

| 病因 | 情志内伤、饮食及水土失宜、体质因素 |
|------|------------------------------------|
| 病位 | 主要在肝、脾，与心有关 |
| 基本病机 | 气滞、痰凝、血瘀壅结颈前 |

## 三、鉴别诊断

1. 瘿病与瘰疬的鉴别

瘰疬鉴别的要点：一是患病的具体部位；二是肿块的性质。瘿病的肿块在颈部正前方，肿块一般较大。正如《外台秘要·瘿病》所说："瘿病喜当颈下，当中央不偏两旁也。"而瘰疬的患病部位时是在颈项的两侧，肿块一般较小，每个约胡豆大，个数多少不等。如《外科正宗·瘰疬论》说："瘰疬者，累累如贯珠，连结三五枚。"

2. 瘿病与消渴的鉴别

瘿病中阴虚火旺的证型，常表现多食易饥的症状，应注意和消渴相鉴别。消渴以多饮、多食、多尿为主要临床表现，三消的症状常同时出现，尿中常有甜味，但颈部无肿块。瘿病的多食易饥虽类似中消，但不合并多饮、多尿，颈部有瘿肿为主要特征，且伴有比较明显的烦热、心悸、急躁易怒、眼突、脉数等症状。

## 四、辨证要点与治疗原则

1. 辨证要点

（1）辨_____

实瘿病以气、痰、瘀壅结颈前为主要病机，所以一般属于____，其中应着重辨明有无____。病程日久，由实致虚，常出现_____、____的病变及相应的症状，其中以_____、_____尤为多见，从而成为虚实夹杂的证候。

（2）辨____之有无

瘿病日久，每易郁而化火，应综合症状和舌脉辨别其有无火热，若有，则应辨别火热的程度。

2. 治疗原则

_____，_____为基本治则。瘿肿质地较硬及有结节者，应适当配以活血化瘀。肝火亢盛及火热伤阴者，则当以清肝泻火及滋阴降火为主。

## 五、分证论治

| 证型 | 辨证要点 | 治法 | 代表方 |
|------|---------|------|--------|
|  | 颈前喉结两旁结块肿大，胸胁窜痛，病情与情志因素有关，脉弦 | 理气舒郁，化痰消瘿 |  |
| 痰结血瘀 | 颈前喉结两旁结块肿大较硬或有结节，舌质暗或紫，脉弦或涩 |  |  |

## 四、辨证要点与治疗原则

1. 辨证要点

（1）辨证候之虚实

实瘿病以气、痰、瘀壅结颈前为主要病机，所以一般属于实证，其中应着重辨明有无血瘀。病程日久，由实致虚，常出现阴虚、气虚的病变及相应的症状，其中以心、肝阴虚尤为多见，从而成为虚实夹杂的证候。

（2）辨火热之有无

瘿病日久，每易郁而化火，应综合症状和舌脉辨别其有无火热，若有，则应辨别火热的程度。

2. 治疗原则

理气化痰，消瘿散结为基本治则。瘿肿质地较硬及有结节者，应适当配以活血化瘀。肝火亢盛及火热伤阴者，则当以清肝泻火及滋阴降火为主。

## 五、分证论治

| 证型 | 辨证要点 | 治法 | 代表方 |
|------|----------|------|--------|
| 气郁痰阻 | 颈前喉结两旁结块肿大，胸胁窜痛，病情与情志因素有关，脉弦 | 理气舒郁，化痰消瘿 | 四海舒郁丸加减 |
| 痰结血瘀 | 颈前喉结两旁结块肿大较硬或有结节，舌质暗或紫，脉弦或涩 | 理气活血，化痰消瘿 | 海藻玉壶汤加减 |

续表

| 证型 | 辨证要点 | 治法 | 代表方 |
|------|---------|------|--------|
| | 颈前喉结两旁轻中度肿，性情急躁易怒，眼球突出，脉弦数 | 清肝泻火，消瘿散结 | |
| | 颈前喉结两旁结块质软，心悸不宁，心烦少寐，目眩，舌红少苔，舌体颤动，脉弦细数 | | |

【加减】

气郁痰阻：中成药可选用_____、_____。

痰结血瘀：结块坚硬不移，可用_____；中成药可用_____、_____。

肝火旺盛：火郁伤阴，阴虚火旺，可用_____。

续表

| 证型 | 辨证要点 | 治法 | 代表方 |
|------|----------|------|--------|
| 肝火旺盛 | 颈前喉结两旁轻中度肿，性情急躁易怒，眼球突出，脉弦数 | 清肝泻火，消瘿散结 | 栀子清肝汤合消瘰丸加减 |
| 心肝阴虚 | 颈前喉结两旁结块质软，心悸不宁，心烦少寐，目眩，舌红少苔，舌体颤动，脉弦细数 | 滋阴降火，宁心柔肝 | 天王补心丹或一贯煎加减 |

**【加减】**

气郁痰阻：中成药可选用五海瘿瘤丸、消瘿气瘰丸。

痰结血瘀：结块坚硬不移，可用犀黄丸；中成药可用消瘿片、小金片。

肝火旺盛：火郁伤阴，阴虚火旺，可用二冬汤合消瘰丸。

**速记歌诀**

颈前壅结气痰血，气郁痰阻四海舒，

痰血瘀结藻玉壶，栀子清消肝火去，

心肝阴虚天王补，或用一贯诸症除。

# 第七节　耳鸣、耳聋

## 一、概念

耳鸣、耳聋都是听觉异常的症状。患者自觉耳内鸣响，如闻潮声，或细或暴，妨碍听觉的称为耳鸣；听力减弱，妨碍交谈，甚至听觉丧失，不闻外声，影响日常生活的称为耳聋。症状轻者称为重听。

## 二、病因病机

本病的发生多与_____诸脏腑功能失调有关，尤其与____的关系更为密切。

具体病因病机可以分为以下五个方面：_____、_____、_____、_____、_____。

## 三、辨证要点

耳鸣、耳聋辨证，应首先分清疾病的_____。

## 四、分证论治

| 证型 | 辨证要点 | 治法 | 代表方 |
|------|----------|------|--------|
|  | 突然耳鸣或耳聋，头痛面赤，口苦咽干，舌红苔黄，脉多弦数 |  | 龙胆泻肝汤加减 |

# 第七节 耳鸣、耳聋

## 一、概念

耳鸣、耳聋都是听觉异常的症状。患者自觉耳内鸣响，如闻潮声，或细或暴，妨碍听觉的称为耳鸣；听力减弱，妨碍交谈，甚至听觉丧失，不闻外声，影响日常生活的称为耳聋。症状轻者称为重听。

## 二、病因病机

本病的发生多与肝、胆、脾、肾诸脏腑功能失调有关，尤其与肾的关系更为密切。

具体病因病机可以分为以下五个方面：肾气不足、脾胃虚弱、情志失调、脾胃湿热、风热外乘。

## 三、辨证要点

耳鸣、耳聋辨证，应首先分清疾病的新久虚实。

## 四、分证论治

| 证型 | 辨证要点 | 治法 | 代表方 |
|------|---------|------|--------|
| 肝胆火盛 | 突然耳鸣或耳聋，头痛面赤，口苦咽干，舌红苔黄，脉多弦数 | 清肝泻火 | 龙胆泻肝汤加减 |

续表

| 证型 | 辨证要点 | 治法 | 代表方 |
|------|----------|------|--------|
| | 两耳蝉鸣，胸中烦闷，痰多，口苦，舌苔薄黄而腻，脉弦滑 | 化痰清火，和胃降浊 | |
| | 外感热病中见耳鸣，兼见头痛，寒热身痛，苔薄白腻，脉浮或弦数 | | 银翘散加减 |
| | 耳鸣或耳聋，腰酸膝软，颧赤口干，手足心热，脉细弱或尺脉虚大 | 滋肾降火，收摄精气 | |
| | 耳鸣、耳聋，休息暂减，烦劳则加，四肢困倦，劳怯神疲，大便溏薄，脉细弱 | | |

续表

| 证型 | 辨证要点 | 治法 | 代表方 |
|------|----------|------|--------|
| 痰火郁结 | 两耳蝉鸣，胸中烦闷，痰多，口苦，舌苔薄黄而腻，脉弦滑 | 化痰清火，和胃降浊 | 温胆汤加减 |
| 风热上扰 | 外感热病中见耳鸣，兼见头痛，寒热身痛，苔薄白腻，脉浮或弦数 | 疏风清热 | 银翘散加减 |
| 肾精亏虚 | 耳鸣或耳聋，腰酸膝软，颧赤口干，手足心热，脉细弱或尺脉虚大 | 滋肾降火，收摄精气 | 耳聋左慈丸加减 |
| 清气不升 | 耳鸣、耳聋，休息暂减，烦劳则加，四肢困倦，劳怯神疲，大便溏薄，脉细弱 | 益气升清 | 益气聪明汤或补中益气汤加减 |

## 速记歌诀

耳鸣耳聋肝脾肾，肝胆火需龙胆清，
痰火瘀结温胆化，风热上扰银翘平，
肾经虚损左慈丸，清气不升益聪明。

# 第六章 肾系病证

## 第一节 水 肿

### 一、概念及源流

1. 概念

水肿是体内水液潴留，泛滥肌肤，以头面、眼睑、四肢、腹背，甚至全身浮肿为特征表现的一类病证。

2. 源流

| 年代·作者·著作 | 主要贡献 |
| --- | --- |
| | 对于水肿的治疗，_____ 提出"平治于权衡，去菀陈莝……开鬼门，洁净府"的治疗原则 |
| | 将本病分为阴水、阳水两大类 |
| | 根据水气互化原理，提出水肿与气肿的区别与联系 |
| | 以虚实为纲，分辨水肿，提出"阳证必热，热者多实；阴证必寒，寒者多虚"的病机 |

# 第六章　肾系病证

## 第一节　水　肿

### 一、概念及源流

1. 概念

水肿是体内水液潴留，泛滥肌肤，以头面、眼睑、四肢、腹背，甚至全身浮肿为特征表现的一类病证。

2. 源流

| 年代·作者·著作 | 主要贡献 |
| --- | --- |
| 《素问·汤液醪醴论》 | 对于水肿的治疗，《素问·汤液醪醴论》提出"平治于权衡，去菀陈莝……开鬼门，洁净府"的治疗原则 |
| 《丹溪心法·水肿》 | 将本病分为阴水、阳水两大类 |
| 《景岳全书》 | 根据水气互化原理，提出水肿与气肿的区别与联系 |
| 《医宗必读》 | 以虚实为纲，分辨水肿，提出"阳证必热，热者多实；阴证必寒，寒者多虚"的病机 |

## 二、病因病机

1. 常见病因

_____、_____、外感水湿、_____、禀赋不足、久病劳倦。

2. 病机

| 病位 | 病位在____、____、____，关键在____ |
|------|------------------------------------|
| 基本病机 | _____，脾失转输，_____，三焦气化不利，水液潴留 |

## 三、辨证要点与治疗原则

1. 辨证要点

水肿病证首先须辨____、____。阳水病因多为____、____、发病较____，每成于数日之间，肿多由____开始，自____继及全身，肿处皮肤_____，按之凹陷即起，兼有寒热等表证，属____、属____，一般病程较____。阴水病因多为____、先天或后天因素所致的_____，发病____，肿多由____开始，自____继及全身，肿处皮肤松弛，按之凹陷____恢复，甚则按之如泥，属____、属____，或虚实夹杂，病程较____。

2. 治疗原则

____、____、_____为治疗水肿的三条基本原则，即_____，_____，_____。

## 二、病因病机

1. 常见病因

风邪袭表、疮毒内犯、外感水湿、饮食不节、禀赋不足、久病劳倦。

2. 病机

| 病位 | 病位在肺、脾、肾，关键在肾 |
|------|------|
| 基本病机 | 肺失通调，脾失转输，肾失开阖，三焦气化不利，水液潴留 |

## 三、辨证要点与治疗原则

1. 辨证要点

水肿病辨证首先须辨阳水、阴水。阳水病因多为风邪、疮毒、水湿，发病较急，每成于数日之间，肿多由面目开始，自上而下，继及全身，肿处皮肤绷急光亮，按之凹陷即起，兼有寒热等表证，属表、属实，一般病程较短。阴水病因多为饮食劳倦、先天或后天因素所致的脏腑亏损，发病缓慢，肿多由足踝开始，自下而上，继及全身，肿处皮肤松弛，按之凹陷不易恢复，甚则按之如泥，属里、属虚，或虚实夹杂，病程较长。

2. 治疗原则

发汗、利尿、泻下逐水为治疗水肿的三条基本原则，即开鬼门，洁净府，去菀陈莝。

## 四、分证论治

| 证型 | | 辨证要点 | 治法 | 代表方 |
|------|------|---------|------|--------|
| 阳水 | | （阳水＋表证）眼睑浮肿，继则四肢及全身皆肿；偏风热者，咽喉疼痛，脉浮滑数；偏风寒者，恶寒，脉浮滑或浮紧 | 疏风清热，宣肺行水 | |
| | | （阳水＋热毒）眼睑浮肿，身发疮痍，脉浮数或滑数 | 宣肺解毒，利湿消肿 | |
| | 水湿浸渍 | 全身水肿，下肢明显，身体困重，胸闷，苔白腻，脉沉缓 | | |
| | | 遍体浮肿，皮肤绷急光亮，烦热口渴，苔黄腻，脉沉数或濡数 | | |
| 阴水 | | 身肿日久，腰以下为甚，脘腹胀闷，纳减便溏，神疲乏力，四肢倦怠，脉沉缓或弱 | | |

## 四、分证论治

| 证型 | | 辨证要点 | 治法 | 代表方 |
|---|---|---|---|---|
| 阳水 | 风水相搏 | （阳水 + 表证）眼睑浮肿，继则四肢及全身皆肿；偏风热者，咽喉疼痛，脉浮滑数；偏风寒者，恶寒，脉浮滑或浮紧 | 疏风清热，宣肺行水 | 越婢加术汤加减 |
| | 湿毒浸淫 | （阳水 + 热毒）眼睑浮肿，身发疮痍，脉浮数或滑数 | 宣肺解毒，利湿消肿 | 麻黄连翘赤小豆汤合五味消毒饮加减 |
| | 水湿浸渍 | 全身水肿，下肢明显，身体困重，胸闷，苔白腻，脉沉缓 | 运脾化湿，通阳利水 | 五皮饮合胃苓汤加减 |
| | 湿热壅盛 | 遍体浮肿，皮肤绷急光亮，烦热口渴，苔黄腻，脉沉数或濡数 | 分利湿热 | 疏凿饮子加减 |
| 阴水 | 脾阳虚衰 | 身肿日久，腰以下为甚，脘腹胀闷，纳减便溏，神疲乏力，四肢倦怠，脉沉缓或弱 | 健脾温阳利水 | 实脾饮加减 |

续表

| 证型 | 辨证要点 | 治法 | 代表方 |
|------|----------|------|--------|
| 阴水 | 水肿反复消长，腰酸冷痛，四肢厥冷，怯寒神疲，甚者心悸胸闷，脉沉细或沉迟无力 | 温肾助阳，化气行水 | |
| 阴水 瘀水互结 | 水肿延久不退，皮肤瘀斑，腰部刺痛，舌紫暗，脉沉细涩 | | |

【加减】

1. 阳水

风水相搏：汗出恶风，卫阳已虚，则用_____。

湿热壅盛：腹满不减，大便不通，可合用_____。

2. 阴水

脾阳虚衰：疲乏无力，便溏，脾气虚，用_____。

肾阳衰微：面部浮肿，形寒肢冷，用_____；肾阴亏损，用_____；正气日衰，复感外邪，见发热恶寒，用_____。

瘀水互结：腰膝酸软，合用_____。

续表

| 证型 | | 辨证要点 | 治法 | 代表方 |
|---|---|---|---|---|
| 阴水 | 肾阳衰微 | 水肿反复消长，腰酸冷痛，四肢厥冷，怯寒神疲，甚者心悸胸闷，脉沉细或沉迟无力 | 温肾助阳，化气行水 | 济生肾气丸合真武汤加减 |
| | 瘀水互结 | 水肿延久不退，皮肤瘀斑，腰部刺痛，舌紫暗，脉沉细涩 | 活血祛瘀，化气行水 | 桃红四物汤合五苓散加减 |

## 【加减】

1. 阳水

风水相搏：汗出恶风，卫阳已虚，则用防己黄芪汤。

湿热壅盛：腹满不减，大便不通，可合用己椒苈黄丸。

2. 阴水

脾阳虚衰：疲乏无力，便溏，脾气虚，用参苓白术散。

肾阳衰微：面部浮肿，形寒肢冷，用右归丸；肾阴亏损，用左归丸；正气日衰，复感外邪，见发热恶寒，用越婢汤。

瘀水互结：腰膝酸软，合用济生肾气丸。

## 速记歌诀

水肿原因水湿起，越婢加术风水袭，
五味消毒麻连豆，湿毒浸淫用之宜，
胃苓五皮水湿证，湿热壅盛疏凿立，
脾阳虚衰实脾饮，济生真武肾虚易，
瘀水互结需四物，桃红相伴五苓齐。

# 第二节　淋　证

## 一、概念及源流

1. 概念

淋证是以小便_____，淋沥____痛，小腹拘急____为主症的病证。

2. 源流

| 年代·作者·著作 | 主要贡献 |
|---|---|
| | 淋之名称，始见于_____。_____称本病为"淋""淋闷" |
| | _____称其为"淋秘"，将其病机归为"热在下焦"，并对本病的症状作了描述"淋之为病，小便如粟状，小腹弦急，痛引脐中" |

## 二、病因病机

1. 常见病因

_____、饮食不节、_____、劳伤、体虚。

2. 病机

| 病位 | 淋证的病位在_____ |
|---|---|
| 基本病机 | _____，_____ |

# 第二节 淋 证

## 一、概念及源流

1. 概念

淋证是以小便频数短涩，淋沥刺痛，小腹拘急引痛为主症的病证。

2. 源流

| 年代·作者·著作 | 主要贡献 |
|---|---|
| 《黄帝内经》 | 淋之名称，始见于《内经》。《素问·六元正纪大论》称本病为"淋""淋閟" |
| 《金匮要略》 | 《金匮要略》称其为"淋秘"，将其病机归为"热在下焦"，并对本病的症状作了描述"淋之为病，小便如粟状，小腹弦急，痛引脐中" |

## 二、病因病机

1. 常见病因

外感湿热、饮食不节、情志失调、劳伤、体虚。

2. 病机

| 病位 | 淋证的病位在膀胱与肾 |
|---|---|
| 基本病机 | 湿热蕴结下焦，肾与膀胱气化不利 |

### 三、诊断和鉴别诊断

1. 六种淋证的主症特征

六种淋证均有小便频涩、淋沥刺痛、小腹拘急引痛。此外，各种淋证又有不同的特殊表现。_____起病多急骤，小便赤热，溲时灼痛，或伴有发热，腰痛拒按。_____以小便排出砂石为主症，或排尿时突然中断，尿道窘迫疼痛，或腰腹绞痛难忍。_____小腹胀满较明显，小便艰涩疼痛，尿后余沥不尽。_____为溺血而痛。_____症见小便浑浊如米泔水，或滑腻如膏脂。_____小便不甚赤涩，溺痛不甚，但淋沥不已，时作时止，遇劳即发。

2. 淋证与癃闭的鉴别

淋证_____，每日排尿总量多为正常；癃闭则_____尿痛，每日排尿量_____于正常，严重时甚至无尿。

3. 血淋与尿血的鉴别

血淋与尿血都有小便出血，尿色红赤，甚至溺出纯血等症状。其鉴别的要点是有无_____。尿血多无疼痛之感，虽亦间有轻微的胀痛或热痛，但终不若血淋的小便淋沥而疼痛难忍，故一般以_____为血淋，_____为尿血。

### 四、治疗原则

_____，_____为淋证的基本治则。

### 五、分证论治

| 证型 | 辨证要点 | 治法 | 代表方 |
|------|----------|------|--------|
| 热淋 | 小便频数短涩，灼热刺痛，苔黄腻，脉滑数 | | |

### 三、诊断和鉴别诊断

1. 六种淋证的主症特征

六种淋证均有小便频涩、淋沥刺痛、小腹拘急引痛。此外，各种淋证又有不同的特殊表现。

**热淋**起病多急骤，小便赤热，溲时灼痛，或伴有发**热**，腰痛拒按。**石淋**以小便排出砂石为主症，或排尿时突然中断，尿道窘迫疼痛，或腰腹绞痛难忍。**气淋**小腹胀满较明显，小便艰涩疼痛，尿后余沥不尽。**血淋**为溺血而痛。**膏淋**症见小便浑浊如米泔水，或滑腻如膏脂。**劳淋**小便不甚赤涩，溺痛不甚，但淋沥不已，时作时止，遇劳即发。

2. 淋证与癃闭的鉴别

淋证尿频而尿痛，且每日排尿总量多为正常；癃闭则无尿痛，每日排尿量少于正常，严重时甚至无尿。

3. 血淋与尿血的鉴别

血淋与尿血都有小便出血，尿色红赤，甚至溺出纯血等症状。其鉴别的要点是有无尿痛。尿血多无疼痛之感，虽亦间有轻微的胀痛或热痛，但终不若血淋的小便淋沥而疼痛难忍，故一般以痛者为血淋，不痛者为尿血。

### 四、治疗原则

实则清利，虚则补益为淋证的基本治则。

### 五、分证论治

| 证型 | 辨证要点 | 治法 | 代表方 |
|------|----------|------|--------|
| 热淋 | 小便频数短涩，灼热刺痛，苔黄腻，脉滑数 | 清热利湿通淋 | 八正散加减 |

续表

| 证型 | 辨证要点 | 治法 | 代表方 |
|------|---------|------|--------|
|  | 尿中夹砂石，排尿涩痛，或排尿时突然中断，突发一侧腰腹绞痛难忍，尿中带血 | 清热利湿，排石通淋 |  |
|  | 小便频急，热涩刺痛，尿色深红，或夹有血块，苔黄，脉滑数。 |  |  |
| 气淋 | 郁怒之后，小便涩滞，少腹胀满疼痛，脉弦 |  |  |
|  | 小便浑浊乳白或如米泔水，上有浮油，或混有血液、血块 | 清热利湿，分清泄浊 |  |
|  | 小便涩痛，淋沥不已，遇劳即发，腰膝酸软，舌淡，脉细弱 |  |  |

## 【加减】

热淋：热毒弥漫三焦，用_____

石淋：见少腹坠胀者，为_____，用_____加味。

血淋：虚火扰动阴血，腰膝酸软，用_____丸。

气淋：中气亏虚，用_____。

膏淋：脾肾两虚，用_____；中气下陷者，配用_____；偏于肾阴虚者，配用_____；偏于肾阳虚者，用_____

劳淋：中气下陷者，可用_____；阴虚火旺者，可用_____。

续表

| 证型 | 辨证要点 | 治法 | 代表方 |
|------|----------|------|--------|
| 石淋 | 尿中夹砂石，排尿涩痛，或排尿时突然中断，突发一侧腰腹绞痛难忍，尿中带血 | 清热利湿，排石通淋 | 石韦散加减 |
| 血淋 | 小便频急，热涩刺痛，尿色深红，或夹有血块，苔黄，脉滑数 | 清热通淋，凉血止血 | 小蓟饮子加减 |
| 气淋 | 郁怒之后，小便涩滞，少腹胀满疼痛，脉弦 | 理气疏导，通淋利尿 | 沉香散加减 |
| 膏淋 | 小便浑浊乳白或如米泔水，上有浮油，或混有血液、血块 | 清热利湿，分清泄浊 | 程氏萆薢分清饮加减 |
| 劳淋 | 小便涩痛，淋沥不已，遇劳即发，腰膝酸软，舌淡，脉细弱 | 补脾益肾 | 无比山药丸加减 |

**【加减】**

热淋：热毒弥漫三焦，用黄连解毒汤合五味消毒饮。

石淋：见少腹坠胀者，为虚实夹杂，用补中益气汤加味。

血淋：虚火扰动阴血，腰膝酸软，用知柏地黄丸。

气淋：中气亏虚，用补中益气汤。

膏淋：脾肾两虚，用膏淋汤；中气下陷者，配用补中益气汤；偏于肾阴虚者，配用七味都气丸；偏于肾阳虚者，用金匮肾气丸加减。

劳淋：中气下陷者，可用补中益气汤；阴虚火旺者，可用知柏地黄丸。

**速记歌诀**

淋证涩痛小便频，湿热蕴结膀胱肾，
热淋通利八正散，石淋石韦排石尽，
血淋小蓟相加减，气淋利气沉香散，
劳淋无比山药丸，膏淋草薢分清饮。

# 第三节　癃　闭

## 一、概念及源流

1. 概念

癃闭是指以小便_____，甚则小便闭塞不通为主症的一种病证。其中又以小便不畅，点滴而短少，病势较缓者称为____；小便闭塞，点滴不通，病势较急者称为____。

2. 源流

| 年代·作者·著作 | 主要贡献 |
|---|---|
|  | 癃闭之名，首见于____，称其为"癃闭"或"闭癃"，并说明本病的病机为膀胱及三焦气化不利，病位在膀胱 |
|  | _____中载有治小便不通的方剂 13 首，特别值得指出的是，在该书中载有用_____治小便不通的方法，这是世界上最早_____记载 |

## 二、病因病机

1. 常见病因

_____、_____、饮食不节、_____、_____、体虚久病、____。

# 第三节  癃  闭

## 一、概念及源流

### 1. 概念

癃闭是指以小便量少，排尿困难，甚则小便闭塞不通为主症的一种病证。其中又以小便不畅，点滴而短少，病势较缓者称为癃；小便闭塞，点滴不通，病势较急者称为闭。

### 2. 源流

| 年代·作者·著作 | 主要贡献 |
|---|---|
| 《黄帝内经》 | 癃闭之名，首见于《内经》，称其为"癃闭"或"闭癃"，并说明本病的病机为膀胱及三焦气化不利，病位在膀胱 |
| 孙思邈《备急千金要方》 | 《备急千金要方》中载有治小便不通的方剂 13 首，特别值得指出的是，在该书中载有用导尿术治小便不通的方法，这是世界上最早关于导尿术的记载 |

## 二、病因病机

### 1. 常见病因

外感湿热、感受热毒之邪、饮食不节、情志失调、尿路阻塞、体虚久病、药毒所伤。

2. 主要病机

| 病位 | 病位主要在____，与____、____、____密切相关 |
|---|---|
| 基本病机 | _____功能失调，_____障碍 |
| 病理因素 | ——、——、——、—— |
| 病理性质 | 病理性质有虚实之分。_____、_____、_____、尿路阻塞，以至膀胱气化不利者为实证。_____、_____，导致膀胱气化无权者为虚证 |
| 病理演变 | 尿闭不通，水气内停，上凌于心肺，则可并发____。水液潴留体内，溢于肌肤则伴发____。湿浊上逆犯胃，则成____。脾肾衰败，气化不利，湿浊内壅，则可导致____ |

## 三、辨证要点与治疗原则

1. 辨证要点

癃闭的辨证首先要判别____。实证当辨____、____、____、____之偏胜；虚证当辨____、____之不同，阴阳亏虚之差别。

其次要了解病情之____，____。水蓄膀胱，小便闭塞不通为急证；小便量少，但点滴能出，无水蓄膀胱者为缓证。由____后____为病势加重；由____转____为病势减轻。

2. 主要病机

| 病位 | 病位主要在膀胱,与肺、脾、肝密切相关 |
|---|---|
| 基本病机 | 肾与膀胱气化功能失调,尿液的生成或排泄障碍 |
| 病理因素 | 湿热、热毒、气滞、痰瘀 |
| 病理性质 | 病理性质有虚实之分。膀胱湿热、肺热气壅、肝郁气滞、尿路阻塞,以至膀胱气化不利者为实证。脾气不升、肾阳衰惫,导致膀胱气化无权者为虚证 |
| 病理演变 | 尿闭不通,水气内停,上凌于心肺,则可并发喘证、心悸。水液潴留体内,溢于肌肤则伴发水肿。湿浊上逆犯胃,则成呕吐。脾肾衰败,气化不利,湿浊内壅,则可导致关格 |

## 三、辨证要点与治疗原则

1. 辨证要点

癃闭的辨证首先要判别病之虚实。实证当辨湿热、浊瘀、肺热、肝郁之偏盛;虚证当辨脾、肾虚衰之不同,阴阳亏虚之差别。

其次要了解病情之缓急,病势之轻重。水蓄膀胱,小便闭塞不通为急证;小便量少,但点滴能出,无水蓄膀胱者为缓证。由"癃"后"闭"为病势加重;由"闭"转"癃"为病势减轻。

2. 治疗原则

应以"_____"为原则。但通利之法，又因证候虚实之不同而异。实证者宜____，____，____；虚证者_____，_____。不可滥用_____之法。对于水蓄膀胱之急症，应配合____、____、____、____等法急通小便。

## 四、分证论治

| 证型 | 辨证要点 | 治法 | 代表方 |
|---|---|---|---|
|  | 小便点滴不通，短赤灼热，口苦口黏，苔黄腻，脉数 |  |  |
|  | 小便不畅或点滴不通，呼吸急促，或有咳嗽，舌红苔薄黄，脉数 | 清泄肺热，通利水道 |  |
| 肝郁气滞 | 小便不通或通而不爽，情志抑郁，或多烦善怒，胁腹胀满，脉弦 |  |  |
| 浊瘀阻塞 | 小便点滴而下，小腹胀满疼痛，舌紫暗，或有瘀点，脉涩 |  |  |

2. 治疗原则

应以"腑以通为用"为原则。但通利之法，又因证候虚实之不同而异。实证者宜清邪热，利气机，散瘀结；虚证者宜补脾肾，助气化。不可滥用通利小便之法。对于水蓄膀胱之急证，应配合针灸、取嚏、探吐、导尿等法急通小便。

## 四、分证论治

| 证型 | 辨证要点 | 治法 | 代表方 |
|------|---------|------|--------|
| 膀胱湿热 | 小便点滴不通，短赤灼热，口苦口黏，苔黄腻，脉数 | 清利湿热，通利小便 | 八正散加减 |
| 肺热壅盛 | 小便不畅或点滴不通，呼吸急促，或有咳嗽，舌红苔薄黄，脉数 | 清泄肺热，通利水道 | 清肺饮加减 |
| 肝郁气滞 | 小便不通或通而不爽，情志抑郁，或多烦善怒，胁腹胀满，脉弦 | 理气解郁，通利小便 | 沉香散加减 |
| 浊瘀阻塞 | 小便点滴而下，小腹胀满疼痛，舌紫暗，或有瘀点，脉涩 | 行瘀散结，通利水道 | 代抵挡丸加减 |

续表

| 证型 | 辨证要点 | 治法 | 代表方 |
|------|----------|------|--------|
| | 小腹坠胀，时欲小便而不得出，神疲乏力，食欲不振，脉细弱 | 升清降浊，化气行水 | |
| | 小便不通或点滴不爽，畏寒肢冷，腰膝冷而酸软无力，脉沉细或弱 | | |
| 肾阴亏耗 | 小便量少或全无，腰膝酸软，潮热盗汗，舌绛红少苔，脉细数 | | |

**【加减】**

膀胱湿热：心烦，口舌生疮，合＿＿＿＿；口干咽燥，潮热盗汗，改用 ＿＿＿＿＿＿；浊毒内陷，恶心呕吐，用＿＿＿＿。

肺热壅盛：尿赤灼热，小腹胀满者，合＿＿＿＿＿＿。

肝郁气滞：若肝郁气滞症状严重，可合＿＿＿＿＿。

脾气不升：气阴两虚，可改用＿＿＿＿＿＿；若脾虚及肾，可合＿＿＿＿＿＿。

肾阳衰惫：腰脊酸痛，病及督脉，用＿＿＿＿＿＿；命火式微，呕吐、烦躁、神昏者，治宜＿＿＿＿＿＿＿。

续表

| 证型 | 辨证要点 | 治法 | 代表方 |
|------|----------|------|--------|
| 脾气不升 | 小腹坠胀，时欲小便而不得出，神疲乏力，食欲不振，脉细弱 | 升清降浊，化气行水 | 补中益气汤合春泽汤加减 |
| 肾阳衰惫 | 小便不通或点滴不爽，畏寒肢冷，腰膝冷而酸软无力，脉沉细或弱 | 温补肾阳，化气利水 | 济生肾气丸加减 |
| 肾阴亏耗 | 小便量少或全无，腰膝酸软，潮热盗汗，舌绛红少苔，脉细数 | 滋补肾阴，育阴利水 | 六味地黄丸合猪苓汤加减 |

**【加减】**

膀胱湿热：心烦，口舌生疮，合导赤散；口干咽燥，潮热盗汗，改用滋肾通关丸；浊毒内陷，恶心呕吐，用黄连温胆汤。

肺热壅盛：尿赤灼热，小腹胀满者，合八正散。

肝郁气滞：若肝郁气滞症状严重，可合六磨汤。

脾气不升：气阴两虚，可改用参苓白术散；若脾虚及肾，可合济生肾气丸。

肾阳衰惫：腰脊酸痛，病及督脉，用香茸丸；命火式微，呕吐、烦躁、神昏者，治宜《千金》温脾汤合吴茱萸汤。

## 速记歌诀

癃闭似淋闭不通，上焦不外肺热壅，
中清不升浊弗降，下属湿热肾不充，
清肺肺热壅盛施，八正湿热下辨明，
更有沉香疏肝气，浊阻代抵挡堪攻，
补中春泽升脾气，肾阳济生阴地黄。

# 第四节　关　格

## 一、概念及源流

1. 概念

关格是指由于脾肾阴阳衰惫，气化不利，湿浊毒邪犯胃而致的以＿＿＿＿＿＿＿＿并见为临床特征的危重病证。本病多由水肿、癃闭、淋证等发展而来。

2. 源流

| 年代·作者·著作 | 主要贡献 |
|---|---|
| | 正式将关格作为病名提出，该书《平脉法》篇曰："关则不得小便，格则吐逆。"认为关格是以小便不通和呕吐为主证的疾病，属于危重证候 |

## 二、病因病机

| 病因 | ＿＿＿、＿＿＿、＿＿＿等病证，在反复感邪、饮食劳倦等因素作用下，或因失治、误治，使其反复发作，迁延不愈引起 |
|---|---|

# 第四节 关 格

## 一、概念及源流

1. 概念

关格是指由于脾肾阴阳衰惫，气化不利，湿浊毒邪犯胃而致的以小便不通与呕吐并见为临床特征的危重病证。本病多由水肿、癃闭、淋证等发展而来。

2. 源流

| 年代·作者·著作 | 主要贡献 |
|---|---|
| 东汉·张仲景《伤寒论》 | 正式将关格作为病名提出，该书《平脉法》篇曰："关则不得小便，格则吐逆。"认为关格是以小便不通和呕吐为主证的疾病，属于危重证候 |

## 二、病因病机

| 病因 | 水肿、癃闭、淋证等病证，在反复感邪、饮食劳倦等因素作用下，或因失治、误治，使其反复发作，迁延不愈引起 |
|---|---|

续表

| 病位 | 病位在 _____、_____，尤以 ____ 为关键，涉及_____多脏 |
|------|------|
| 基本病机 | _____，气化不利，_____上逆犯胃 |
| 病理性质 | _____是本，_____是标，故本病病理表现为本虚标实 |

### 三、鉴别诊断

关格与癃闭的鉴别

癃闭主要指以_____，全日总尿量明显减少，甚则小便闭塞不通，点滴全无为症状的一类病证。关格是小便不通和____并见的一种病证。二者皆有小便不通，故需鉴别。癃闭一般无呕吐症状，而关格必有呕吐。不过癃闭可发展为关格，而关格并非都由癃闭发展而来，亦可由水肿、淋证发展而成。

### 四、辨证要点与治疗原则

1. 辨证要点

（1）分清本虚标实

主要应分清_____。本虚主要是脾肾阴阳衰惫，标实主要是湿浊毒邪。若以本虚为主者，又应分清是_____；以标实为主者，应区分_____的不同。

续表

| 病位 | 病位在脾（胃）、肾（膀胱），尤以肾为关键，涉及肺、肝、心多脏 |
|---|---|
| 基本病机 | 脾肾阴阳衰惫，气化不利，湿浊毒邪上逆犯胃 |
| 病理性质 | 脾肾阴阳衰惫是本，湿浊毒邪内蕴是标，故本病病理表现为本虚标实 |

### 三、鉴别诊断

关格与癃闭的鉴别

癃闭主要指以排尿困难，全日总尿量明显减少，甚则小便闭塞不通，点滴全无为症状的一类病证。关格是小便不通和呕吐并见的一种病证。二者皆有小便不通，故需鉴别。癃闭一般无呕吐症状，而关格必有呕吐。不过癃闭可发展为关格，而关格并非都由癃闭发展而来，亦可由水肿、淋证发展而成。

### 四、辨证要点与治疗原则

1. 辨证要点

（1）分清本虚标实

主要应分清本虚标实的主次。本虚主要是脾肾阴阳衰惫，标实主要是湿浊毒邪。若以本虚为主者，又应分清是脾肾阳虚还是肝肾阴虚；以标实为主者，应区分寒湿与湿热的不同。

（2）辨明病位

浊毒之邪犯脾以＿＿＿、＿＿＿、＿＿＿为主；浊毒之邪犯＿＿＿以恶心频作、呕吐不止为主；浊毒之邪＿＿＿＿＿，可见心悸、喘脱或昏迷、谵语；浊毒之邪犯＿＿＿，则头晕头痛、手足抽搐；浊毒之邪犯肾，则腰膝酸软、下肢肿甚。

2. 治疗原则

关格的治疗应遵循《证治准绳·关格》提出的"治主当＿＿＿，治客当＿＿＿"的原则。

所谓主，是指关格之本，即＿＿＿＿＿＿＿＿＿。治主当缓，也就是治疗关格之脾肾阴阳衰惫，应坚持长期调理，缓缓调补脾肾之阴阳。

所谓客，是指关格之标，即＿＿＿＿＿＿＿＿。治客当急，也就是对于关格的湿浊毒邪，要尽快祛除。

## 五、分证论治

| 证型 | 辨证要点 | 治法 | 代表方 |
|---|---|---|---|
| | 小便短少，形寒肢冷，纳差腹胀，呕吐，便溏，舌淡胖，有齿印，苔白腻，脉沉细 | 温补脾肾，化湿降浊 | |
| | 小便短少，呕恶频作，头晕头痛，腰膝酸软，手足抽搐，舌红苔少，脉弦细 | | |

（2）辨明病位

浊毒之邪犯脾以神疲乏力、身重、水肿为主；浊毒之邪犯胃以恶心频作、呕吐不止为主；浊毒之邪凌心射肺，可见心悸、喘脱或昏迷、谵语；浊毒之邪犯肝，则头晕头痛、手足抽搐；浊毒之邪犯肾，则腰膝酸软、下肢肿甚。

2. 治疗原则

关格的治疗应遵循《证治准绳·关格》提出的"治主当缓，治客当急"的原则。

所谓主，是指关格之本，即脾肾阴阳衰惫。治主当缓，也就是治疗关格之脾肾阴阳衰惫，应坚持长期调理，缓缓调补脾肾之阴阳。

所谓客，是指关格之标，即湿浊毒邪。治客当急，也就是对于关格的湿浊毒邪，要尽快祛除。

## 五、分证论治

| 证型 | 辨证要点 | 治法 | 代表方 |
| --- | --- | --- | --- |
| 脾肾阳虚，湿浊内蕴 | 小便短少，形寒肢冷，纳差腹胀，呕吐，便溏，舌淡胖有齿印，苔白腻，脉沉细 | 温补脾肾，化湿降浊 | 温脾汤合吴茱萸汤加减 |
| 肝肾阴虚，肝风内动 | 小便短少，呕恶频作，头晕头痛，腰膝酸软，手足抽搐，舌红苔少，脉弦细 | 滋补肝肾，平肝息风 | 杞菊地黄丸合羚角钩藤汤加减 |

续表

| 证型 | 辨证要点 | 治法 | 代表方 |
|------|----------|------|--------|
|  | 无尿或少尿，四肢厥冷，神识昏蒙，循衣摸床，苔白腻或灰黑，脉沉细欲绝 | 温阳固脱，豁痰开窍 |  |

**【加减】**

脾肾阳虚，湿浊内蕴：痰湿壅肺，合用＿＿＿＿＿＿；水气凌心，加用＿＿＿＿＿＿；尿少或小便不通，合用＿＿＿。

肝肾阴虚，肝风内动：舌干光红，抽搐不止，宜用＿＿＿；若浊邪入营动血者，可选用＿＿＿＿＿＿＿＿。

肾阳衰微，毒扰心神：若心阳欲脱，用＿＿＿＿＿＿＿＿；若见气阴耗竭征象者，宜用＿＿＿＿＿＿＿＿。

续表

| 证型 | 辨证要点 | 治法 | 代表方 |
|------|----------|------|--------|
| 肾阳衰微，毒扰心神 | 无尿或少尿，四肢厥冷，神识昏蒙，循衣摸床，苔白腻或灰黑，脉沉细欲绝 | 温阳固脱，豁痰开窍 | 急用参附汤合苏合香丸，继用涤痰汤加减 |

## 【加减】

脾肾阳虚，湿浊内蕴：痰湿壅肺，合用小青龙汤；水气凌心，加用己椒苈黄丸；尿少或小便不通，合用滋肾通关丸。

肝肾阴虚，肝风内动：舌干光红，抽搐不止，宜用大定风珠；若浊邪入营动血者，可选用犀角地黄汤、清营汤等。

肾阳衰微，毒扰心神：若心阳欲脱，用参附龙牡汤；若见气阴耗竭征象者，宜用生脉散。

## 速记歌诀

> 脾肾虚衰致关格，小便不通呕吐生，
> 阳虚湿蕴温脾黄，阴虚风动杞菊藤，
> 肾阳衰微毒扰神，参附苏合涤痰汤。

# 第五节　阳　痿

## 一、概念

阳痿是指成年男子性交时，由于阴茎_____，或举而不坚，或坚而不久，无法进行正常性生活的病证。但对发热、过度劳累、情绪反常等因素造成的一时性阴茎勃起障碍，不能视为病态。

## 二、病因病机

1. 常见病因

禀赋不足、劳伤久病、_____、_____、_____。

2. 病机

| 病位 | ____、____、____、____ |
|------|------------------------|
| 基本病机 | 肝、肾、心、脾受损，气血阴阳亏虚，阴络失荣，或肝郁湿阻，经络失畅，气血失充，导致宗筋失用 |
| 病理性质 | 病理性质有虚实不同，但以虚证为多，或见本虚标实 |

## 三、治疗原则

总的治疗原则为_____，_____，_____，恢复前阴宗筋气血的正常运行。

# 第五节　阳　痿

## 一、概念

阳痿是指成年男子性交时，由于阴茎痿软不举，或举而不坚，或坚而不久，无法进行正常性生活的病证。但对发热、过度劳累、情绪反常等因素造成的一时性阴茎勃起障碍，不能视为病态。

## 二、病因病机

1. 常见病因

禀赋不足、劳伤久病、饮食不节、七情所伤、外邪侵袭。

2. 病机

| 病位 | 肝、肾、心、脾 |
|---|---|
| 基本病机 | 肝、肾、心、脾受损，气血阴阳亏虚，阴络失荣，或肝郁湿阻，经络失畅，气血失充，导致宗筋失用 |
| 病理性质 | 病理性质有虚实不同，但以虚证为多，或见本虚标实 |

## 三、治疗原则

总的治疗原则为补肾疏肝，健脾益气，行气活血，恢复前阴宗筋气血的正常运行。

## 四、分证论治

| 证型 | 辨证要点 | 治法 | 代表方 |
|---|---|---|---|
| | 阳事不举，或举而不坚，腰膝酸软，畏寒膝冷，五更泄泻，阴器冷缩，脉沉细 | 温肾壮阳 | |
| | 阳痿不举，心悸，失眠多梦，腹胀便溏，舌淡，边有齿痕，脉细弱 | | 归脾汤加减 |
| 肝郁气滞 | 阳事不起，或起而不坚，心情抑郁，胸胁胀满或窜痛，喜太息，脉弦 | | |
| | 临房不举或乍举乍泄，心悸易惊，胆怯多疑，夜多噩梦，有被惊吓史，脉弦细 | 益肾宁神 | |
| | 阳痿不举，阴囊坠胀作痛，潮湿多汗，瘙痒腥臭，苔黄腻，脉滑数 | | 龙胆泻肝汤 |

## 四、分证论治

| 证型 | 辨证要点 | 治法 | 代表方 |
|------|----------|------|--------|
| 命门火衰 | 阳事不举，或举而不坚，腰膝酸软，畏寒膝冷，五更泄泻，阴器冷缩，脉沉细 | 温肾壮阳 | 赞育丸加减 |
| 心脾亏虚 | 阳痿不举，心悸，失眠多梦，腹胀便溏，舌淡，边有齿痕，脉细弱 | 补益心脾 | 归脾汤加减 |
| 肝郁气滞 | 阳事不起，或起而不坚，心情抑郁，胸胁胀满或窜痛，喜太息，脉弦 | 疏肝解郁 | 柴胡疏肝散加减 |
| 惊恐伤肾 | 临房不举或乍举乍泄，心悸易惊，胆怯多疑，夜多噩梦，有被惊吓史，脉弦细 | 益肾宁神 | 启阳娱心丹加减 |
| 湿热下注 | 阳痿不举，阴囊坠胀作痛，潮湿多汗，瘙痒腥臭，苔黄腻，脉滑数 | 清热利湿 | 龙胆泻肝汤 |

**【加减】**

命门火衰：阴阳两虚者，可用____；火衰不甚，真阴不足，可予_____。

肝郁气滞：兼见纳呆便溏者，为_____，可选____加减。

湿热下注：湿盛，脾肾阳气不振，可用_____；阴虚火旺者，可合用_____。

# 第六节　遗　精

## 一、概念

遗精是指因脾肾亏虚，精关不固；或火旺湿热，扰动精室所致的，以不因性生活而精液频繁遗泄为临床特征的病证。本病发病因素比较复杂，主要有房事不节、先天不足、用心过度、思欲不遂、饮食不节、湿热侵袭等。有梦而遗精者，称为梦遗；无梦而遗精，甚至清醒时精液自出者，称为滑精。

## 二、病因病机

| 病因 | 劳心太过、____、____、欲念不遂 |
|---|---|
| 病位 | 病位在____，与____、____、____三脏密切相关 |
| 基本病机 | _____，精关不固 |

## 【加减】

命门火衰：阴阳两虚者，可用还少丹；火衰不甚，真阴不足，可予左归丸。

肝郁气滞：兼见纳呆便溏者，为肝郁脾虚，可选逍遥散加减。

湿热下注：湿盛，脾肾阳气不振，可用右归丸合平胃散；阴虚火旺者，可合用知柏地黄丸。

### 速记歌诀

阳痿不举分虚实，温补命门赞育丸，
补益心脾归脾汤，疏解肝气疏肝散，
惊恐肾伤启阳丹，清解湿热需龙胆。

# 第六节　遗　精

## 一、概念

遗精是指因脾肾亏虚，精关不固；或火旺湿热，扰动精室所致的，以不因性生活而精液频繁遗泄为临床特征的病证。本病发病原因素比较复杂，主要有房事不节、先天不足、用心过度、思欲不遂、饮食不节、湿热侵袭等。有梦而遗精者，称为梦遗；无梦而遗精，甚至清醒时精液自出者，称为滑精。

## 二、病因病机

| 病因 | 劳心太过、恣情纵欲、饮食不节、欲念不遂 |
|---|---|
| 病位 | 病位在肾，与心、肝、脾三脏密切相关 |
| 基本病机 | 肾失封藏，精关不固 |

续表

| 病理因素 | ____和____ |
|---|---|

### 三、诊断和鉴别诊断

1. 诊断要点

①已婚男子每周超过____次以上；或未婚男子，每周超过____次以上，伴有耳鸣、头昏、健忘、失眠、神倦乏力、腰酸膝软等症，并持续____以上者，即可诊断为遗精。

②直肠指诊、前列腺 B 超及精液常规等检查，有助于病因诊断。

2. 遗精与早泄的鉴别

遗精是_____时而精液自行流出。早泄是在_____，甚至在_____，精液提前泄出而致不能进行正常的性生活。

3. 遗精与精浊的鉴别

精浊是指尿道口时时流出_____或者_____，茎中作痒疼痛，痛甚如刀割样。遗精是从尿道口流出____，且无疼痛。

### 四、辨证要点与治疗原则

1. 辨证要点

（1）明辨_____

可从病之_____、_____判别。新病梦遗有虚有实，多虚实参见；久病精滑虚多实少；湿热下注则为实证。

（2）细审_____

劳心过度，邪念妄想梦遗者，多责之于____；精关不固，无梦滑泄者，多由于____。对肾虚不藏者，还应辨别阴阳。

续表

| 病理<br>因素 | 湿和火 |
| --- | --- |

### 三、诊断和鉴别诊断

1. 诊断要点

①已婚男子每周超过 1 次以上；或未婚男子，每周超过 2 次以上，伴有耳鸣、头昏、健忘、失眠、神倦乏力、腰酸膝软等症，并持续 1 个月以上者，即可诊断为遗精。

②直肠指诊、前列腺 B 超及精液常规等检查，有助于病因诊断。

2. 遗精与早泄的鉴别

遗精是没有性交时而精液自行流出。早泄是在性交之始，甚至在交接之前，精液提前泄出而致不能进行正常的性生活。

3. 遗精与精浊的鉴别

精浊是指尿道口时时流出米泔样或者糊状浊物，茎中作痒疼痛，痛甚如刀割样。遗精是从尿道口流出精液，且无疼痛。

### 四、辨证要点与治疗原则

1. 辨证要点

（1）明辨疾病虚实

可从病之新久、浅深判别。新病梦遗有虚有实，多虚实参见；久病精滑虚多实少；湿热下注则为实证。

（2）细审脏腑病位

劳心过度，邪念妄想梦遗者，多责之于心；精关不固，无梦滑泄者，多由于肾。对肾虚不藏者，还应辨别阴阳。

2. 治疗原则

本病应结合脏腑，分虚实而治。实证以＿＿＿为主；虚证以＿＿＿为主。

## 五、分证论治

| 证型 | 辨证要点 | 治法 | 代表方 |
|---|---|---|---|
|  | 遗精，心烦热，头晕目眩，舌质红，苔薄黄，脉弦数 |  |  |
|  | 遗精时作，小便黄赤，热涩不爽，苔黄腻，脉濡数 | 清热利湿 |  |
|  | 劳累则遗精，心悸不宁，失眠健忘，食少便溏，脉细弱 |  |  |
|  | 滑精，精液清稀而冷，形寒肢冷，腰膝酸软，苔白滑，脉沉细 | 补肾固精 |  |

【加减】

湿热下注：若湿热下注肝经，用＿＿＿＿＿＿＿。

劳伤心脾：中气下陷明显，改用＿＿＿＿＿；心脾血虚明显，用＿＿＿＿＿。

肾气不固：肾中阴阳两虚者，可合用＿＿＿＿＿。

2. 治疗原则

本病应结合脏腑，分虚实而治。实证以清泄为主；虚证以补涩为主。

## 五、分证论治

| 证型 | 辨证要点 | 治法 | 代表方 |
|------|----------|------|--------|
| 君相火旺 | 遗精，心烦热，头晕目眩，舌质红，苔薄黄，脉弦数 | 清心泄肝 | 黄连清心饮加减 |
| 湿热下注 | 遗精时作，小便黄赤，热涩不爽，苔黄腻，脉濡数 | 清热利湿 | 程氏萆薢分清饮加减 |
| 劳伤心脾 | 劳累则遗精，心悸不宁，失眠健忘，食少便溏，脉细弱 | 调补心脾，益气摄精 | 妙香散加减 |
| 肾气不固 | 滑精，精液清稀而冷，形寒肢冷，腰膝酸软，苔白滑，脉沉细 | 补肾固精 | 金锁固精丸加减 |

## 【加减】

湿热下注：若湿热下注肝经，用龙胆泻肝汤。

劳伤心脾：中气下陷明显，改用补中益气汤；心脾血虚明显，用归脾汤。

肾气不固：肾中阴阳两虚者，可合用右归丸。

### 速记歌诀

遗精君火需黄连，萆薢分清湿热去，

劳伤心脾妙香散，金锁固精肾气足。

# 第七章　气血津液病证

## 第一节　郁　证

### 一、概念及源流

**1. 概念**

郁证是由于情志不舒，气机郁滞所致，以＿＿＿＿＿、＿＿＿＿＿＿、胸部满闷、胁肋胀痛，或易怒易哭，或咽中如有异物梗塞等为主要临床表现的一类病证。

**2. 源流**

| 年代·作者·著作 | 主要贡献 |
|---|---|
| | 首先采用"郁证"这一病名 |
| | 将郁证列为一个专篇，提出了＿＿＿＿、＿＿＿＿、＿＿＿＿六郁之说，创立了六郁汤、越鞠丸等相应的治疗方剂 |

### 二、病因病机

| 病因 | ＿＿＿＿内伤、＿＿＿＿因素 |
|---|---|
| 病位 | 病位在＿＿＿＿，涉及＿＿＿＿、＿＿＿＿、＿＿＿＿ |
| 基本病机 | 情志所伤，肝气郁结，导致肝失疏泄、脾失健运、心失所养、＿＿＿＿＿＿＿＿ |

# 第七章　气血津液病证

## 第一节　郁　证

### 一、概念及源流

1. 概念

郁证是由于情志不舒，气机郁滞所致，以心情抑郁、情绪不宁、胸部满闷、胁肋胀痛，或易怒易哭，或咽中如有异物梗塞等为主要临床表现的一类病证。

2. 源流

| 年代·作者·著作 | 主要贡献 |
|---|---|
| 《医学正传》 | 首先采用"郁证"这一病名 |
| 《丹溪心法》 | 将郁证列为一个专篇，提出了气、血、火、食、湿、痰六郁之说，创立了六郁汤、越鞠丸等相应的治疗方剂 |

### 二、病因病机

| 病因 | 情志内伤、体质因素 |
|---|---|
| 病位 | 病位在肝，涉及心、脾、肾 |
| 基本病机 | 情志所伤，肝气郁结，导致肝失疏泄、脾失健运、心失所养、脏腑阴阳气血失调 |

### 三、鉴别诊断

1. 梅核气与虚火喉痹的鉴别

梅核气多见于_____，因_____而起病，自觉_____，但_____咽痛及吞咽困难，咽中梗塞的感觉与_____有关。虚火喉痹则以_____发病较多，多因感冒、长期烟酒及嗜食辛辣食物而引发，咽部除有异物感外，尚觉_____，咽部症状与情绪____。

2. 梅核气与噎膈的鉴别

噎膈多见于_____，____居多，梗塞的感觉主要在_____的部位，吞咽困难的程度日渐加重，做食管检查常有异常发现。

### 四、治疗原则

_____、_____、怡情易性是治疗郁证的基本原则。

### 五、分证论治

| 证型 | 辨证要点 | 治法 | 代表方 |
|---|---|---|---|
| | 精神抑郁，胁肋胀痛，痛无定处，脉弦 | | 柴胡疏肝散加减 |
| | 急躁易怒，胸胁胀满，便秘，舌红苔黄，脉弦数 | | |

### 三、鉴别诊断

1. 梅核气与虚火喉痹的鉴别

梅核气多见于青中年女性，因情志抑郁而起病，自觉咽中有物梗塞，但无咽痛及吞咽困难，咽中梗塞的感觉与情绪波动有关。虚火喉痹则以青中年男性发病较多，多因感冒、长期烟酒及嗜食辛辣食物而引发，咽除有异物感外，尚觉咽干、灼热、咽痒，咽部症状与情绪无关。

2. 梅核气与噎膈的鉴别

噎膈多见于中老年人，男性居多，梗塞的感觉主要在胸骨后的部位，吞咽困难的程度日渐加重，做食管检查常有异常发现。

### 四、治疗原则

理气开郁、调畅气机、怡情易性是治疗郁证的基本原则。

### 五、分证论治

| 证型 | 辨证要点 | 治法 | 代表方 |
|------|----------|------|--------|
| 肝气郁结 | 精神抑郁，胁肋胀痛，痛无定处，脉弦 | 疏肝解郁，理气畅中 | 柴胡疏肝散加减 |
| 气郁化火 | 急躁易怒，胸胁胀满，便秘，舌红苔黄，脉弦数 | 疏肝解郁，清肝泻火 | 丹栀逍遥散加减 |

续表

| 证型 | 辨证要点 | 治法 | 代表方 |
|------|----------|------|--------|
| | 咽中如有物梗塞，吞之不下，咯之不出，苔白腻，脉弦滑 | 行气开郁，化痰散结 | |
| | 精神恍惚，心神不宁，多疑易惊，悲忧善哭，喜怒无常，脉弦 | | |
| 心脾两虚 | 多思善疑，心悸胆怯，失眠，健忘，纳差，脉细弱 | | |
| | 情绪不宁，心悸失眠，健忘，腰膝酸软，舌红少津，脉细数 | 滋养心肾 | |

【加减】

气郁化火：肝火犯胃，吞酸嗳气，用_____；舌红少苔，脉细数，可用_____。

心神失养（脏躁）：喘促气逆者，可合_____。

心肾阴虚：心肾不交而见心烦，可合_____。

续表

| 证型 | 辨证要点 | 治法 | 代表方 |
|------|---------|------|--------|
| 痰气郁结（梅核气） | 咽中如有物梗塞，吞之不下，咯之不出，苔白腻，脉弦滑 | 行气开郁，化痰散结 | 半夏厚朴汤加减 |
| 心神失养（脏躁） | 精神恍惚，心神不宁，多疑易惊，悲忧善哭，喜怒无常，脉弦 | 甘润缓急，养心安神 | 甘麦大枣汤加减 |
| 心脾两虚 | 多思善疑，心悸胆怯，失眠，健忘，纳差，脉细弱 | 健脾养心，补益气血 | 归脾汤加减 |
| 心肾阴虚 | 情绪不宁，心悸失眠，健忘，腰膝酸软，舌红少津，脉细数 | 滋养心肾 | 天王补心丹加减 |

**【加减】**

气郁化火：肝火犯胃，吞酸嗳气，用左金丸；舌红少苔，脉细数，可用滋水清肝饮。

心神失养（脏躁）：喘促气逆者，可合五磨饮子。

心肾阴虚：心肾不交而见心烦，可合交泰丸。

### 速记歌诀

情志不舒郁证生，六郁诸症肝气从，

肝气郁结郁化火，柴胡丹栀证不同，

半夏厚朴主梅核，甘麦忧郁脏躁灵，

心脾两虚归脾施，心肾阴虚天王迎。

# 第二节 血 证

## 一、概念及源流

1. 概念

凡由多种原因，致使血液不循常道，或上溢于口鼻诸窍，或下泄于前后二阴，或渗出于肌肤所形成的疾患，统称为血证。

2. 源流

| 年代·作者·著作 | 主要贡献 |
|---|---|
|  | 是论述血证的专书，对各种血证的病因病机、辨证论治有许多精辟论述。该书所提出的止血、消瘀、宁血、补血的"治血四法"，是通治血证之大纲 |
|  | 对血证的内容做了比较系统的归纳，将引起出血的病机提纲挈领地概括为＿＿及＿＿两个方面 |
|  | 提出了著名的"吐血三要法"，强调了行血、补肝、降气在治疗吐血中的重要作用 |

# 第二节 血 证

## 一、概念及源流

### 1. 概念

凡由多种原因，致使血液不循常道，或上溢于口鼻诸窍，或下泄于前后二阴，或渗出于肌肤所形成的疾患，统称为血证。

### 2. 源流

| 年代·作者·著作 | 主要贡献 |
|---|---|
| 《血证论》 | 是论述血证的专书，对各种血证的病因病机、辨证论治有许多精辟论述。该书所提出的止血、消瘀、宁血、补血的"治血四法"，是通治血证之大纲 |
| 《景岳全书·血证》 | 对血证的内容做了比较系统的归纳，将引起出血的病机提纲挈领地概括为"火盛"及"气虚"两个方面 |
| 《先醒斋医学广笔记·吐血》 | 提出了著名的"吐血三要法"，强调了行血、补肝、降气在治疗吐血中的重要作用 |

## 二、病因病机

| 病因 | ＿＿＿＿＿、情志过极、＿＿＿＿＿、劳欲体虚、久病之后（久病＿＿＿、＿＿＿、＿＿＿＿） |
|---|---|
| 共同病机 | 可以归结为＿＿＿＿＿＿＿＿及＿＿＿＿＿＿＿＿两类 |

## 三、鉴别诊断

1. 尿血与血淋的鉴别

不痛者为＿＿＿；痛（滴沥刺痛）者为＿＿＿。

2. 咳血与吐血的鉴别

咳血与吐血的血液均经口出，但两者截然不同。咳血是血由＿＿＿来，经气道随＿＿＿而出，血色多＿＿＿，常混有＿＿＿，咳血之前多有咳嗽、胸闷、喉痒等症状，大量咳血后，可见痰中带血数天，大便一般＿＿＿。吐血是血自＿＿＿而来，经＿＿＿而出，血色＿＿＿，常夹有＿＿＿，吐血之前多有胃脘不适或胃痛、恶心等症状，吐血之后＿＿＿痰中带血，但大便＿＿＿＿＿＿＿＿。

3. 便血之远血与近血的鉴别

远血其位在＿＿＿、＿＿＿（＿＿＿），血与粪便相混，血色如＿＿＿＿＿。近血来自＿＿＿、＿＿＿、＿＿＿（＿＿＿），血便分开，或便外裹血，色多＿＿＿＿＿＿＿。

4. 紫斑与出疹、丹毒的鉴别

（1）与出疹相鉴别：紫斑与出疹均有局部肤色的改变，紫斑呈点状者需与出疹的疹点相区别。紫斑＿＿＿皮内，压之＿＿＿，触之＿＿＿；疹＿＿＿皮肤，压之＿＿＿，摸之＿＿＿。且二者成因、病位均有不同。

## 二、病因病机

| 病因 | 感受外邪、情志过极、饮食不节、劳欲体虚、久病之后（久病阴伤、气虚、血瘀） |
|------|------------------------------------------------|
| 共同病机 | 可以归结为火热熏灼，迫血妄行及气虚不摄，血溢脉外两类 |

## 三、鉴别诊断

1. 尿血与血淋的鉴别

不痛者为尿血；痛（滴沥刺痛）者为血淋。

2. 咳血与吐血的鉴别

咳血与吐血的血液均经口出，但两者截然不同。咳血是血由肺来，经气道随咳嗽而出，血色多鲜红，常混有痰液，咳血之前多有咳嗽、胸闷、喉痒等症状，大量咳血后，可见痰中带血数天，大便一般不呈黑色。吐血是血自胃而来，经呕吐而出，血色紫暗，常夹有食物残渣，吐血之前多有胃脘不适或胃痛、恶心等症状，吐血之后无痰中带血，但大便多呈黑色。

3. 便血之远血与近血的鉴别

远血其位在胃、小肠（上消化道），血与粪便相混，血色如黑漆色或暗紫色。近血来自乙状结肠、直肠、肛门（下消化道），血便分开，或便外裹血，色多鲜红或暗红。

4. 紫斑与出疹、丹毒的鉴别

（1）与出疹相鉴别：紫斑与出疹均有局部肤色的改变，紫斑呈点状者需与出疹的疹点相区别。紫斑隐于皮内，压之不褪色，触之不碍手；疹高出于皮肤，压之褪色，摸之碍手。且二者成因、病位均有不同。

（2）与丹毒相鉴别：丹毒属外科皮肤病，以皮肤
_____得名，轻者压之____，重者压之____，但其局部
皮肤_____与紫斑有别。

### 四、治疗原则

血证的治疗可以归纳为____、____和____三个原则。
①治火：实火当_____，虚火当_____。
②治气：实证当_____，虚证当_____。
③治血：适当地选用_____、_____或_____
的代表方。

### 五、分证论治

| 证型 | 辨证要点 | 治法 | 代表方 |
|------|----------|------|--------|
| 鼻衄 | 鼻燥衄血，身热恶风，咳嗽痰少，舌红，脉数 | | |
| | 鼻衄，口干臭秽，便秘，舌红苔黄，脉数 | 清胃泻火，凉血止血 | |
| | 鼻衄，目眩，耳鸣，烦躁易怒，两目红赤，脉弦数 | | |
| 气血亏虚 | 鼻衄，神疲乏力，面色㿠白，心悸，脉细无力 | | |

（2）与丹毒相鉴别：丹毒属外科皮肤病，以皮肤色
红如丹得名，轻者压之褪色，重者压之不褪色，但其局
部皮肤灼热肿痛与紫斑有别。

### 四、治疗原则

血证的治疗可以归纳为治火、治气和治血三个原则。
①治火：实火当清热泻火，虚火当滋阴降火。
②治气：实证当清气降气，虚证当补气益气。
③治血：适当地选用凉血止血、收敛止血或活血止
血的代表方。

### 五、分证论治

| 证型 | | 辨证要点 | 治法 | 代表方 |
|---|---|---|---|---|
| 鼻衄 | 热邪犯肺 | 鼻燥衄血，身热恶风，咳嗽痰少，舌红，脉数 | 清泄肺热，凉血止血 | 桑菊饮加减 |
| | 胃热炽盛 | 鼻衄，口干臭秽，便秘，舌红苔黄，脉数 | 清胃泻火，凉血止血 | 玉女煎加减 |
| | 肝火上炎 | 鼻衄，目眩，耳鸣，烦躁易怒，两目红赤，脉弦数 | 清肝泻火，凉血止血 | 龙胆泻肝汤加减 |
| | 气血亏虚 | 鼻衄，神疲乏力，面色㿠白，心悸，脉细无力 | 补气摄血 | 归脾汤加减 |

续表

| 证型 | 辨证要点 | 治法 | 代表方 |
|---|---|---|---|
| 齿衄 | 齿衄，口臭，身热，舌红苔黄，脉洪数 | | |
| | 齿衄，因受热烦劳而发，舌质红苔少，脉细数 | 滋阴降火，凉血止血 | |
| 咳血 | 咳嗽，痰中带血，口干鼻燥，舌红少津，苔薄黄，脉数 | | |
| | 咳嗽，痰中带血，胸胁胀痛，烦躁易怒，口苦，脉弦数 | 清肝泻火，凉血止血 | |
| | 咳嗽，痰中带血，颧红，潮热盗汗，舌质红，脉细数 | | ____加减；或可合用____ |
| 吐血 | 吐血色红或紫暗，夹有食物残渣，口臭，便秘，苔黄腻，脉滑数 | | |
| | 吐血色红或紫暗，口苦胁痛，心烦易怒，舌质红绛，脉弦数 | | 龙胆泻肝汤加减 |
| | 吐血缠绵，神疲乏力，心悸气短，面色苍白，舌淡，脉细弱 | 健脾益气摄血 | |

续表

| 证型 | | 辨证要点 | 治法 | 代表方 |
|---|---|---|---|---|
| 齿衄 | 胃火炽盛 | 齿衄，口臭，身热，舌红苔黄，脉洪数 | 清胃泻火，凉血止血 | 加味清胃散合泻心汤加减 |
| | 阴虚火旺 | 齿衄，因受热烦劳而发，舌质红苔少，脉细数 | 滋阴降火，凉血止血 | 六味地黄丸合茜根散加减 |
| 咳血 | 燥热伤肺 | 咳嗽，痰中带血，口干鼻燥，舌红少津，苔薄黄，脉数 | 清热润肺，宁络止血 | 桑杏汤加减 |
| | 肝火犯肺 | 咳嗽，痰中带血，胸胁胀痛，烦躁易怒，口苦，脉弦数 | 清肝泻火，凉血止血 | 泻白散合黛蛤散 |
| | 阴虚肺热 | 咳嗽，痰中带血，颧红，潮热盗汗，舌质红，脉细数 | 滋阴润肺，宁络止血 | 百合固金汤加减；或可合用石灰散 |
| 吐血 | 胃热壅盛 | 吐血色红或紫暗，夹有食物残渣，口臭，便秘，苔黄腻，脉滑数 | 清胃泻火，化瘀止血 | 泻心汤合十灰散加减 |
| | 肝火犯胃 | 吐血色红或紫暗，口苦胁痛，心烦易怒，舌质红绛，脉弦数 | 泻肝清胃，凉血止血 | 龙胆泻肝汤加减 |
| | 气虚血溢 | 吐血缠绵，神疲乏力，心悸气短，面色苍白，舌淡，脉细弱 | 健脾益气摄血 | 归脾汤加减 |

续表

| 证型 | | 辨证要点 | 治法 | 代表方 |
|---|---|---|---|---|
| 便血 | | 便血色红，腹痛，口苦，舌红苔黄腻，脉濡数 | | |
| | | 便血反复，体倦，面色萎黄，心悸，少寐，舌淡，脉细 | | 归脾汤加减 |
| | | 便血紫暗，喜热饮，神倦懒言，便溏，舌淡，脉细 | | |
| 尿血 | | 小便黄赤灼热，心烦口渴，面赤口疮，舌红，脉数 | 清热利湿，凉血止血 | |
| | | 小便短赤带血，颧红潮热，腰膝酸软，舌质红，脉细数 | | |
| | 脾不统血 | 久病尿血，体倦乏力，气短声低，面色不华，舌淡，脉细弱 | | |
| | | 久病尿血，精神困惫，腰脊酸痛，舌淡，脉沉弱 | | |

续表

| 证型 | | 辨证要点 | 治法 | 代表方 |
|---|---|---|---|---|
| 便血 | 肠道湿热 | 便血色红，腹痛，口苦，舌红苔黄腻，脉濡数 | 清化湿热，凉血止血 | 地榆散合槐角丸加减 |
| | 气虚不摄 | 便血反复，体倦，面色萎黄，心悸，少寐，舌淡，脉细 | 益气摄血 | 归脾汤加减 |
| | 脾胃虚寒 | 便血紫暗，喜热饮，神倦懒言，便溏，舌淡，脉细 | 健脾温中，养血止血 | 黄土汤加减 |
| 尿血 | 下焦湿热 | 小便黄赤灼热，心烦口渴，面赤口疮，舌红，脉数 | 清热利湿，凉血止血 | 小蓟饮子加减 |
| | 肾虚火旺 | 小便短赤带血，颧红潮热，腰膝酸软，舌质红，脉细数 | 滋阴降火，凉血止血 | 知柏地黄丸加减 |
| | 脾不统血 | 久病尿血，体倦乏力，气短声低，面色不华，舌淡，脉细弱 | 补中健脾，益气摄血 | 归脾汤加减 |
| | 肾气不固 | 久病尿血，精神困惫，腰脊酸痛，舌淡，脉沉弱 | 补益肾气，固摄止血 | 无比山药丸加减 |

续表

| 证型 | 辨证要点 | 治法 | 代表方 |
|---|---|---|---|
| 紫斑 血热妄行 | 皮肤出现青紫斑点或斑块，甚则鼻衄、齿衄、便血、尿血，或发热，便秘，苔黄，脉弦数 | | |
| 紫斑 阴虚火旺 | 皮肤见青紫斑点，颧红，心烦，舌红苔少，脉细数 | | |
| | 反复肌衄，下肢多见，久病不愈，神疲乏力，头晕目眩，舌淡，脉细弱 | | 归脾汤加减 |

【加减】

1. 咳血

肝火犯肺：咯血量多，用_____。

2. 便血

肠道湿热：营阴已亏，选_____。

3. 紫斑

血热妄行：热毒炽盛，冲服_____。

阴虚火旺：肾阴虚，虚火不甚，改用_____。

续表

| 证型 | | 辨证要点 | 治法 | 代表方 |
|---|---|---|---|---|
| 紫斑 | 血热妄行 | 皮肤出现青紫斑点或斑块，甚则鼻衄、齿衄、便血、尿血，或发热，便秘，苔黄，脉弦数 | 清热解毒，凉血止血 | 犀角地黄汤合十灰散加减 |
| | 阴虚火旺 | 皮肤见青紫斑点，颧红，心烦，舌红苔少，脉细数 | 滋阴降火，宁络止血 | 茜根散加减 |
| | 气不摄血 | 反复肌衄，下肢多见，久病不愈，神疲乏力，头晕目眩，舌淡，脉细弱 | 补气摄血 | 归脾汤加减 |

【加减】

1. 咳血

肝火犯肺：咯血量多，用犀角地黄汤加三七粉。

2. 便血

肠道湿热：营阴已亏，选清脏汤或脏连丸。

3. 紫斑

血热妄行：热毒炽盛，冲服紫雪丹。

阴虚火旺：肾阴虚，虚火不甚，改用六味地黄丸。

**【预后转归】**

1. 影响血证预后的三个因素：一是 ____；二是 _____；三是 _____。

2. 吐血严重的预后

若出血过多，导致____，表现为____、____、汗出、脉微等症，预后较差，亟当用_____等益气固脱，并结合西医方法积极救治。

## 【预后转归】

1. 影响血证预后的三个因素：一是引起原因；二是出血量的多少；三是兼见症状。

2. 吐血严重的预后

若出血过多，导致气随血脱，表现为面色苍白、四肢厥冷、汗出、脉微等症，预后较差，亟当用独参汤等益气固脱，并结合西医方法积极救治。

### 速记歌诀

#### 血证
血证病机归热虚，上溢下泄渗肌肤，
辨清部位明脏腑，三大治则火血气。

#### 鼻衄
鼻衄热犯肺桑菊，胃热炽盛需玉女，
肝火上炎龙胆泻，气血不足来归脾。

#### 齿衄
齿衄胃火循经冲，清胃泻心合方攻，
肝肾阴亏相火浮，滋水六味茜根终。

#### 咳血
咳血总由肺中来，燥热桑杏汤化裁，
肝火泻白黛蛤合，阴虚百合固金筛。

#### 吐血
吐血由胃呕吐出，泻心十灰胃热著，
肝火犯胃龙肝泻，气虚血溢归脾主。

#### 便血
便血肠道湿热致，地榆散或槐角施，
气血不摄归脾助，脾胃虚寒黄土止。

#### 尿血
尿血湿热小蓟饮，肾虚知柏地黄丸，
脾弱归脾治血证，无比山药固肾选。

#### 紫斑
紫斑血热妄行伤，血热犀角十灰良，
虚火茜根散增损，气不摄血归脾汤。

# 第三节　痰　饮

## 一、概念及源流

1. 概念

痰饮是指体内水液输布、运化失常，停积于某些部位的一类病证。

2. 源流

| 年代·作者·著作 | 主要贡献 |
|---|---|
| | 最先提出痰饮名称，立专篇论述，并有广义、狭义之分。该篇提出"_____"的治疗原则，至今仍为临床遵循 |
| | 首先将饮与痰的概念做了明确的区分，提出_____ |
| | 对痰与饮进行鉴别，提出"饮清澈而痰稠浊，饮惟停积胃肠而痰则无处不到" |
| 叶天士 | 总结前人治疗痰饮病的经验，重视脾、肾，提出了"_____，_____"的大法 |

# 第三节　痰　饮

## 一、概念及源流

### 1. 概念

痰饮是指体内水液输布、运化失常，停积于某些部位的一类病证。

### 2. 源流

| 年代·作者·著作 | 主要贡献 |
|---|---|
| 《金匮要略》 | 最先提出痰饮名称，立专篇论述，并有广义、狭义之分。该篇提出"温药和之"的治疗原则，至今仍为临床遵循 |
| 《仁斋直指方》 | 首先将饮与痰的概念做了明确的区分，提出饮清稀而痰稠浊 |
| 《景岳全书》 | 对痰与饮进行鉴别，提出"饮清澈而痰稠浊，饮惟停积胃肠而痰则无处不到" |
| 叶天士 | 总结前人治疗痰饮病的经验，重视脾、肾，提出了"外饮治脾，内饮治肾"的大法 |

## 二、病因病机

| 病因 | _____、饮食不当、_____ |
|---|---|
| 病位 | 在____及____、____、____三脏之中，____，首当其冲 |
| 基本病机 | 三焦气化失职，肺、脾、肾功能失调 |

## 三、诊断和鉴别诊断

1. 诊断要点

①痰饮：____满闷，呕吐_____，胃肠_____，形体昔肥今瘦，属饮停_____。

②悬饮：____饱满，咳唾引痛，喘促不能平卧，或有肺痨病史，属饮流____。

③溢饮：身体疼痛而____，甚则肢体____，当汗出而不汗出，或伴咳喘，属饮溢____。

④支饮：咳逆倚息，短气不得平卧，其形如肿，属饮邪_____。

2. 痰、饮、水、湿的鉴别

痰多____，无处不到，病变多端，属____邪，多因热煎熬而成；饮呈____，多停于体内局部，属阴邪，多由寒积聚而生；水为____，每泛溢体表、全身，为阴类，但有阴阳之分；湿____，发病缓慢，缠绵难解，属____邪，每与他邪相兼为患。

## 二、病因病机

| 病因 | 外感寒湿、饮食不当、劳欲所伤 |
|------|------|
| 病位 | 在三焦及肺、脾、肾三脏之中，脾运失司，首当其冲 |
| 基本病机 | 三焦气化失职，肺、脾、肾功能失调 |

## 三、诊断和鉴别诊断

1. 诊断要点

①痰饮：心下满闷，呕吐清水痰涎，胃肠沥沥有声，形体昔肥今瘦，属饮停胃肠。

②悬饮：胸胁饱满，咳唾引痛，喘促不能平卧，或有肺痨病史，属饮流胁下。

③溢饮：身体疼痛而沉重，甚则肢体浮肿，当汗出而不汗出，或伴咳喘，属饮溢肢体。

④支饮：咳逆倚息，短气不得平卧，其形如肿，属饮邪支撑胸肺。

2. 痰、饮、水、湿的鉴别

痰多厚浊，无处不到，病变多端，属阳邪，多因热煎熬而成；饮呈稀涎，多停于体内局部，属阴邪，多由寒积聚而生；水为清液，每泛溢体表、全身，为阴类，但有阴阳之分；湿黏而滞，发病缓慢，缠绵难解，属阴邪，每与他邪相兼为患。

## 四、辨证要点与治疗原则

1. 痰饮、悬饮、支饮和溢饮的辨证要点

①辨标本的主次：本虚为_____，标实指____。

②辨病邪的兼夹：痰饮虽为阴邪，寒证居多，但亦有郁久化热者。初起若有寒热见证，为夹表邪；饮积不化，气机升降受阻，常兼____。

2. 本病总的治疗原则

痰饮的治疗以_____为原则。因饮为阴邪，遇寒则聚，得温则行。《金匮要略》提出："病痰饮者，当以_____。"

## 五、分证论治

| 证型 | 辨证要点 | 治法 | 代表方 |
|---|---|---|---|
|  | 心下痞闷，胃中振水音，喜温畏冷，食少便溏，苔白滑，脉弦细而滑 |  |  |
|  | 心下坚满或痛，自利；或虽利，但心下续坚满，肠间沥沥有声，舌苔腻，脉沉弦或伏 | 攻下逐饮 |  |
|  | 寒热往来，咳嗽，痰少，胸胁刺痛，呼吸、转侧疼痛加重，脉弦数 |  |  |

## 四、辨证要点与治疗原则

1. 痰饮、悬饮、支饮和溢饮的辨证要点
①辨标本的主次：本虚为阳气不足，标实指水饮留聚。
②辨病邪的兼夹：痰饮虽为阴邪，寒证居多，但亦有郁久化热者。初起若有寒热见证，为夹表邪；饮积不化，气机升降受阻，常兼气滞。
2. 本病总的治疗原则
痰饮的治疗以温化为原则。因饮为阴邪，遇寒则聚，得温则行。《金匮要略》提出："病痰饮者，当以温药和之。"

## 五、分证论治

| 证型 | | 辨证要点 | 治法 | 代表方 |
|---|---|---|---|---|
| 痰饮 | 脾阳虚弱 | 心下痞闷，胃中振水音，喜温畏冷，食少便溏，苔白滑，脉弦细而滑 | 温脾化饮 | 苓桂术甘汤合小半夏加茯苓汤加减 |
| | 饮留胃肠 | 心下坚满或痛，自利；或虽利，但心下续坚满，肠间沥沥有声，舌苔腻，脉沉弦或伏 | 攻下逐饮 | 甘遂半夏汤或己椒苈黄丸加减 |
| 悬饮 | 邪犯胸肺 | 寒热往来，咳嗽，痰少，胸胁刺痛，呼吸、转侧疼痛加重，脉弦数 | 和解宣利 | 柴枳半夏汤加减 |

续表

| 证型 | 辨证要点 | 治法 | 代表方 |
|---|---|---|---|
| | 胸胁疼痛，咳唾引痛，呼吸困难加重，舌苔白，脉沉弦或弦滑 | | |
| | 胸胁疼痛，如灼如刺，胸闷不舒，呼吸不畅，舌苔薄，质暗，脉弦 | | |
| | 咳呛时作，咳吐少量黏痰，颧红，心烦，手足心热，舌红少苔，脉数 | | |
| | 身体沉重而疼痛，甚则肢体浮肿，恶寒，无汗，痰多白沫，脉弦紧 | 发表化饮 | |
| | 咳逆喘满不得卧，痰吐白沫量多，面浮跗肿，身体眴动，苔白滑或白腻，脉弦紧 | | |
| 脾肾阳虚 | 喘促动则为甚，怯寒肢冷，神疲，小便不利，足跗浮肿，苔白润或腻，脉沉细而滑 | | |

续表

| 证型 | | 辨证要点 | 治法 | 代表方 |
|---|---|---|---|---|
| 悬饮 | 饮停胸胁 | 胸胁疼痛，咳唾引痛，呼吸困难加重，舌苔白，脉沉弦或弦滑 | 泻肺祛饮 | 椒目瓜蒌汤合十枣汤，或用控涎丹加减 |
| | 络气不和 | 胸胁疼痛，如灼如刺，胸闷不舒，呼吸不畅，舌苔薄，质暗，脉 | 理气和络 | 香附旋覆花汤加减 |
| | 阴虚内热 | 咳呛时作，咳吐少量黏痰，颧红，心烦，手足心热，舌红少苔，脉数 | 滋阴清热 | 沙参麦冬汤合泻白散加减 |
| 溢饮 | 表寒里饮 | 身体沉重而疼痛，甚则肢体浮肿，恶寒，无汗，痰多白沫，脉弦紧 | 发表化饮 | 小青龙汤加减 |
| 支饮 | 寒饮伏肺 | 咳逆喘满不得卧，痰吐白沫量多，面浮趺肿，身体瞤动，苔白滑或白腻，脉弦紧 | 宣肺化饮 | 小青龙汤加减 |
| | 脾肾阳虚 | 喘促动则为甚，怯寒肢冷，神疲，小便不利，足趺浮肿，苔白润或腻，脉沉细而滑 | 温脾补肾，以化水饮 | 金匮肾气丸合苓桂术甘汤加减 |

【加减】

1. 溢饮

表寒里饮：表寒已不显著，改用＿＿＿＿＿。

2. 支饮

寒饮伏肺：肺气已虚，改用＿＿＿＿＿＿；饮多寒少，外无表证，用＿＿＿＿＿＿；饮郁化热，苔黄而腻，用＿＿＿；口干咽燥，舌红少津，脉细滑数，用＿＿＿＿＿＿。

脾肾阳虚：头目昏眩，为饮邪上犯，用＿＿＿＿＿＿。

## 【加减】

1. 溢饮

表寒里饮：表寒已不显著，改用大青龙汤。

2. 支饮

寒饮伏肺：肺气已虚，改用苓甘五味姜辛汤；饮多寒少，外无表证，用葶苈大枣泻肺汤；饮郁化热，苔黄而腻，用木防己汤；口干咽燥，舌红少津，脉细滑数，用麦门冬汤。

脾肾阳虚：头目昏眩，为饮邪上犯，用五苓散。

## 速记歌诀

### 痰饮总括

痰饮确缘水内停，医圣金匮论最精，
痰悬溢支宜温化，阴盛阳虚标本明。

### 痰饮

心下满闷名痰饮，阳虚苓桂术甘斟，
饮留胃肠遂半夏，虚实主次应细分。

### 悬饮

邪犯胸肺柴枳长，若停胸胁十枣良，
络气不和香附使，阴虚内热沙麦尝。

### 溢饮

淫溢肢体溢饮名，发表化饮症能平，
小青龙汤加减用，表寒里饮定可清。

### 支饮

支饮触发为邪实，寒邪伏肺青龙施，
苓桂术甘或肾气，缓解脾肾阳虚时。

# 第四节　消　渴

## 一、概念及源流

1. 概念

消渴是以 ＿＿＿、＿＿＿、＿＿＿、乏力、＿＿＿＿＿，或尿有甜味为主要临床表现的一种疾病。

2. 源流

| 年代·作者·著作 | 主要贡献 |
|---|---|
| | 对三消分类做了规范，"渴而多饮为上消，消谷善饥为中消，渴而便数有膏为下消" |
| | 提出"治上消者，宜润其肺，兼清其胃"；"治中消者，宜清其胃，兼滋其一肾"；"治下消者，宜滋其肾，兼补其肺"，可谓深得治疗消渴之要旨 |

## 二、病因病机

1. 常见病因

禀赋不足、饮食失节、＿＿＿＿＿、＿＿＿＿＿。

# 第四节　消　渴

## 一、概念及源流

1. 概念

消渴是以多尿、多饮、多食、乏力、消瘦，或尿有甜味为主要临床表现的一种疾病。

2. 源流

| 年代·作者·著作 | 主要贡献 |
| --- | --- |
| 明·王肯堂《证治准绳》 | 对三消分类做了规范，"渴而多饮为上消，消谷善饥为中消，渴而便数有膏为下消" |
| 《医学心悟·三消》 | 提出"治上消者，宜润其肺，兼清其胃"；"治中消者，宜清其胃，兼滋其一肾"；"治下消者，宜滋其肾，兼补其肺"，可谓深得治疗消渴之要旨 |

## 二、病因病机

1. 常见病因

禀赋不足、饮食失节、情志失调、劳欲过度。

2. 主要病机

| 病位 | 主要在____、____、____，尤以____为关键 |
|---|---|
| 基本病机 | ————，———— |
| 病理性质 | 属————，以____为本，____为标 |
| 病理转化 | 消渴病日久，则易发生以下两种病理转化：一是_____；二是_____。 |
| 并发症病机 | ①肺失滋养，日久可并发_____；②肾阴亏虚，肝失所养，肝肾精血不能上承于耳目，可并发____、____、视瞻昏渺、____；③燥热内结，营阴被灼，脉络瘀阻，蕴毒成脓，则发为_____；④阴虚炽热，炼液成痰，痰阻经络，发为_____ |

## 三、辨证要点与治疗原则

1. 辨证要点

（1）辨____

以____为主，____症状较突出者，称为上消；以____为主，____症状较为突出者，称为中消；以____为主，____症状较为突出者，称为下消。

（2）辨____

一般初病多以____为主，病程较长者则____与____互见，日久则以____为主，进而阴损及阳，导致阴阳俱虚之证。

2. 主要病机

| 病位 | 主要在肺、胃、肾，尤以肾为关键 |
|---|---|
| 基本病机 | 阴津亏损，燥热偏盛 |
| 病理性质 | 属本虚标实，以阴虚为本，燥热为标 |
| 病理转化 | 消渴病日久，则易发生以下两种病理转化：一是阴损及阳，阴阳俱虚；二是病久入络，血脉瘀滞 |
| 并发症病机 | ①肺失滋养，日久可并发肺痨；②肾阴亏虚，肝失所养，肝肾精血不能上承于耳目，可并发白内障、雀目、视瞻昏渺、耳聋；③燥热内结，营阴被灼，脉络瘀阻，蕴毒成脓，则发为疮疖痈疽；④阴虚炽热，炼液成痰，痰阻经络，发为中风偏瘫 |

## 三、辨证要点与治疗原则

1. 辨证要点

（1）辨病位

以肺燥为主，多饮症状较突出者，称为上消；以胃热为主，多食症状较为突出者，称为中消；以肾虚为主，多尿症状较为突出者，称为下消。

（2）辨标本

一般初病多以燥热为主，病程较长者则阴虚与燥热互见，日久则以阴虚为主，进而阴损及阳，导致阴阳俱虚之证。

2. 治疗原则

本病的基本病机是阴虚为本，燥热为标，故_____、_____为本病的治疗大法。《医学心悟·三消》说"治上消者，宜润其肺，兼____"；"治中消者，宜清其胃，兼____"；"治下消者，宜滋其肾，兼____"，可谓深得治疗消渴之要旨。

## 四、分证论治

| 证型 | 辨证要点 | 治法 | 代表方 |
|---|---|---|---|
| | 口渴多饮，尿频量多，烦渴多汗，苔薄黄，脉洪数 | 清热润肺，生津止渴 | |
| | 多食易饥，大便干燥，苔黄，脉滑实有力 | | ____ 加减；亦可用____ |
| | 口渴引饮，能食与便溏并见，四肢乏力，舌质淡红，苔白干，脉弱 | | ____ 加减；可合用____ |
| 肾阴亏虚 | 尿频量多，腰膝酸软，舌红苔少，脉细数 | | |
| | 小便频，浑浊如膏，面容憔悴，耳轮干枯，腰膝酸软，畏寒肢冷，脉沉细无力 | 滋阴温阳，补肾固涩 | |

2. 治疗原则

本病的基本病机是阴虚为本，燥热为标，故清热润燥、养阴生津为本病的治疗大法。《医学心悟·三消》说"治上消者，宜润其肺，兼清其胃"；"治中消者，宜清其胃，兼滋其肾"；"治下消者，宜滋其肾，兼补其肺"，可谓深得治疗消渴之要旨。

## 四、分证论治

| 证型 | | 辨证要点 | 治法 | 代表方 |
|---|---|---|---|---|
| 上消 | 肺热津伤 | 口渴多饮，尿频量多，烦渴多汗，苔薄黄，脉洪数 | 清热润肺，生津止渴 | 消渴方加减 |
| 中消 | 胃热炽盛 | 多食易饥，大便干燥，苔黄，脉滑实有力 | 清胃泻火，养阴增液 | 玉女煎加减；亦可用白虎加人参汤 |
| | 气阴亏虚 | 口渴引饮，能食便溏并见，四肢乏力，舌质淡红，苔白干，脉弱 | 益气健脾，生津止渴 | 七味白术散加减；可合用生脉散 |
| 下消 | 肾阴亏虚 | 尿频量多，腰膝酸软，舌红苔少，脉细数 | 滋阴固肾 | 六味地黄丸加减 |
| | 阴阳两虚 | 小便频，浑浊如膏，面容憔悴，耳轮干枯，腰膝酸软，畏寒肢冷，脉沉细无力 | 滋阴温阳，补肾固涩 | 金匮肾气丸加减 |

**【加减】**

上消（肺热津伤）：肺热津亏，气阴两伤，用＿＿＿＿＿
＿＿＿＿＿＿。

中消（胃热炽盛）：大便秘结，用＿＿＿＿＿。

下消（肾阴亏虚）：呼吸深快，阴伤阳浮，用＿＿＿；
阴竭阳亡，合用＿＿＿＿＿。

**并发症的治疗**

| 疾病 | 治法 | 方药 |
|------|------|------|
| 白内障、雀盲、耳聋 | 补肝肾，益精补血 | |
| 疮毒痈疽 | 清热解毒，消散痈肿 | |
| 肺痨、水肿、中风 | 参考有关章节辨证论治 | |

**【加减】**

上消（肺热津伤）：肺热津亏，气阴两伤，用玉泉丸或二冬汤。

中消（胃热炽盛）：大便秘结，用增液承气汤。

下消（肾阴亏虚）：呼吸深快，阴伤阳浮，用生脉散；阴竭阳亡，合用参附龙牡汤。

### 并发症的治疗

| 疾病 | 治法 | 方药 |
|------|------|------|
| 白内障、雀盲、耳聋 | 补肝肾，益精补血 | 杞菊地黄丸或明目地黄丸 |
| 疮毒痈疽 | 清热解毒，消散痈肿 | 五味消毒饮 |
| 肺痨、水肿、中风 | 参考有关章节辨证论治 | |

### 速记歌诀

消渴三多体羸常，病在水金燥土伤，
食乖情志劳欲过，上消消渴方显彰，
中消气阴白术解，实热玉女胃火炀，
下消地黄肾阴亏，两虚金匮肾气良。

# 第五节　自汗、盗汗

## 一、概念及源流

1. 概念

自汗、盗汗是指由于_____，_____，而致汗液外泄失常的病证。其中不因外界环境因素的影响，而白昼时时汗出，动辄益甚者，称为自汗；寐中汗出，醒来自止者，称为盗汗，亦称为寝汗。

2. 源流

| 年代·作者·著作 | 主要贡献 |
| --- | --- |
| | 首先记载盗汗名称，认为由虚劳所致者较多 |
| | 对自汗、盗汗做了鉴别 |
| | 对自汗、盗汗的病理属性做了概括，认为自汗属气虚、血虚、湿、阳虚、痰；盗汗属血虚、阴虚 |
| | 认为"自汗、盗汗亦各有阴阳之证，不得谓自汗必属阳虚，盗汗必属阴虚也" |
| | _____谓"阳虚自汗，治宜补气以卫外；阴虚盗汗，治当补阴以营内" |

# 第五节  自汗、盗汗

## 一、概念及源流

### 1. 概念

自汗、盗汗是指由于阴阳失调，腠理不固，而致汗液外泄失常的病证。其中不因外界环境因素的影响，而白昼时时汗出，动辄益甚者，称为自汗；寐中汗出，醒来自止者，称为盗汗，亦称为寝汗。

### 2. 源流

| 年代·作者·著作 | 主要贡献 |
|---|---|
| 《金匮要略》 | 首先记载盗汗名称，认为由虚劳所致者较多 |
| 《三因极一病证方论》 | 对自汗、盗汗做了鉴别 |
| 朱丹溪 | 对自汗、盗汗的病理属性做了概括，认为自汗属气虚、血虚、湿、阳虚、痰；盗汗属血虚、阴虚 |
| 《景岳全书》 | 认为"自汗、盗汗亦各有阴阳之证，不得谓自汗必属阳虚，盗汗必属阴虚也" |
| 《临证指南医案》 | 《临证指南医案》谓"阳虚自汗，治宜补气以卫外；阴虚盗汗，治当补阴以营内" |

## 二、病因病机

1. 常见病因
_____、情志不调、_____。

2. 主要病机及转化

| 病位 | 主要在____，与____有关 |
|---|---|
| 基本病机 | 阴阳失调，腠理不固，营卫失调。一是肺气不足或营卫不和，卫外失司；二是阴虚火旺或邪热郁蒸，逼津外泄 |
| 病理性质 | 多属虚证，一般自汗多为气虚，盗汗多为阴虚。自汗日久，阴液亏虚，易并发盗汗。属实证者，多由肝火或湿热郁蒸所致 |

## 三、鉴别诊断

1. 自汗与脱汗的鉴别

脱汗表现为_____，汗出如珠，常同时出现声低息微，_____，_____，脉微欲绝或散大无力，多在疾病危重时出现，为病势危急的征象，故脱汗又称为绝汗。

2. 自汗与战汗的鉴别

战汗主要出现于急性热病过程中，表现为____，全身汗出，发热，口渴，烦躁不安，为_____的征象。若汗出之后，热退脉静，气息调畅，为正气拒邪，病趋好转。

## 四、辨证要点与治疗原则

1. 辨证要点

辨_____。自汗多属气虚不固；盗汗多属阴虚内热；因肝火、湿热等邪热郁蒸所致者，则属实证。

## 二、病因病机

1. 常见病因

病后体虚、情志不调、嗜食辛辣。

2. 主要病机及转化

| 病位 | 主要在肺卫，与肝有关 |
|---|---|
| 基本病机 | 阴阳失调，腠理不固，营卫失调。一是肺气不足或营卫不和，卫外失司；二是阴虚火旺或邪热郁蒸，逼津外泄 |
| 病理性质 | 多属虚证，一般自汗多为气虚，盗汗多为阴虚。自汗日久，阴液亏虚，易并发盗汗。属实证者，多由肝火或湿热郁蒸所致 |

## 三、鉴别诊断

1. 自汗与脱汗的鉴别

脱汗表现为大汗淋漓，汗出如珠，常同时出现声低息微，精神疲惫，四肢厥冷，脉微欲绝或散大无力，多在疾病危重时出现，为病势危急的征象，故脱汗又称为绝汗。

2. 自汗与战汗的鉴别

战汗主要出现于急性热病过程中，表现为突然恶寒战栗，全身汗出，发热，口渴，烦躁不安，为邪正交争的征象。若汗出之后，热退脉静，气息调畅，为正气拒邪，病趋好转。

## 四、辨证要点与治疗原则

1. 辨证要点

辨阴阳虚实。自汗多属气虚不固；盗汗多属阴虚内热；因肝火、湿热等邪热郁蒸所致者，则属实证。

2. 治疗原则

虚证治以 _____，_____，_____，_____；实证当_____，_____。

## 五、分证论治

| 证型 | 辨证要点 | 治法 | 代表方 |
|------|----------|------|--------|
|  | 汗出恶风，稍劳尤甚，半身或局部出汗，易感冒，体倦乏力，脉细弱 | 益气固表 |  |
|  | 自汗盗汗，心悸少寐，神疲气短，面色不华，脉细 |  | 归脾汤加减 |
| 阴虚火旺 | 夜寐盗汗，自汗，潮热，颧红，舌红少苔，脉细数 |  |  |
|  | 蒸蒸汗出，汗液易使衣服黄染，烘热烦躁，苔薄黄，脉弦数 |  |  |

【加减】

阴虚火旺：火热不甚，用_____。

邪热郁蒸：湿热内蕴，热势不盛，用_____。

2. 治疗原则

虚证治以益气，养阴，补血，调和营卫；实证当清肝泄热，化湿和营。

## 五、分证论治

| 证型 | 辨证要点 | 治法 | 代表方 |
|------|---------|------|--------|
| 肺卫不固 | 汗出恶风，稍劳尤甚，半身或局部出汗，易感冒，体倦乏力，脉细弱 | 益气固表 | 桂枝加黄芪汤或玉屏风散加减 |
| 心血不足 | 自汗盗汗，心悸少寐，神疲气短，面色不华，脉细 | 养血补心 | 归脾汤加减 |
| 阴虚火旺 | 夜寐盗汗，自汗，潮热，颧红，舌红少苔，脉细数 | 滋阴降火 | 当归六黄汤加减 |
| 邪热郁蒸 | 蒸蒸汗出，汗液易使衣服黄染，烘热烦躁，苔薄黄，脉弦数 | 清肝泄热，化湿和营 | 龙胆泻肝汤加减 |

【加减】

阴虚火旺：火热不甚，用麦味地黄丸。

邪热郁蒸：湿热内蕴，热势不盛，用四妙丸。

### 速记歌诀

古云盗汗多阴虚，自汗阳羸卫外疏，
肺卫不固玉屏风，桂枝黄芪亦可主，
心血不足归脾来，养血补心自可书，
阴虚火旺归六黄，邪热郁蒸龙胆处。

# 第六节　内伤发热

## 一、概念及源流

1. 概念

内伤发热是指以____为病因，以脏腑功能失调，气血水湿郁遏或气血阴阳亏虚为基本病机，以____为主要临床表现的病证。一般起病较缓，病程较长，临床上多表现为低热，但有时可以是高热。

2. 源流

| 年代·作者·著作 | 主要贡献 |
|---|---|
| 李东垣 | 提出_____的辨证及治疗，以_____作为主要方剂，使_____的治法具体化 |
| 朱丹溪 | 对阴虚发热有较多的论述，强调保养阴精的重要性 |
| | 对内伤发热的病因做了比较详细的论述，以右归饮、理中汤、大补元煎、六味回阳饮等作为治疗阳虚发热的主要方剂 |
| | 最先提出"内伤发热"这一病名 |

# 第六节　内伤发热

## 一、概念及源流

### 1. 概念

内伤发热是指以内伤为病因，以脏腑功能失调，气血水湿郁遏或气血阴阳亏虚为基本病机，以发热为主要临床表现的病证。一般起病较缓，病程较长，临床上多表现为低热，但有时可以是高热。

### 2. 源流

| 年代·作者·著作 | 主要贡献 |
|---|---|
| 李东垣 | 提出气虚发热的辨证及治疗，以补中益气汤作为主要方剂，使甘温除热的治法具体化 |
| 朱丹溪 | 对阴虚发热有较多的论述，强调保养阴精的重要性。 |
| 《景岳全书》 | 对内伤发热的病因做了比较详细的论述，以右归饮、理中汤、大补元煎、六味回阳饮等作为治疗阳虚发热的主要方剂 |
| 《症因脉治》 | 最先提出"内伤发热"这一病名 |

续表

| 年代·作者·著作 | 主要贡献 |
|---|---|
|  | 将外感发热以外的发热分为郁火发热、阳郁发热、骨蒸发热、内伤发热、阳虚发热、阴虚发热、血虚发热、痰证发热、伤食发热、瘀血发热、疮毒发热等 |
|  | 二书对瘀血发热的辨证及治疗做出了重要贡献 |

## 二、病因病机

1. 常见病因

体虚久病、_____、_____、_____。

2. 病机

| 基本病机 | 总属_____，_____ |
|---|---|
| 病理性质 | 大体可归纳为虚、实两类。由气郁化火、瘀血阻滞及内湿停聚所致者属实，其基本病机为_____等郁结，_____；由中气不足、血虚失养、阴精亏虚及阳气虚衰所致者属虚，其基本病机为_____ |

## 三、鉴别诊断

内伤发热与外感发热的鉴别

续表

| 年代·作者·著作 | 主要贡献 |
|---|---|
| 《证治汇补》 | 将外感发热以外的发热分为郁火发热、阳郁发热、骨蒸发热、内伤发热、阳虚发热、阴虚发热、血虚发热、痰证发热、伤食发热、瘀血发热、疮毒发热等 |
| 《医林改错》及《血证论》 | 二书对瘀血发热的辨证及治疗做出了重要贡献 |

## 二、病因病机

1. 常见病因
体虚久病、饮食劳倦、情志失调、外伤出血。
2. 病机

| 基本病机 | 总属脏腑功能失调，阴阳失衡 |
|---|---|
| 病理性质 | 大体可归纳为虚、实两类。由气郁化火、瘀血停滞及内湿停聚所致者属实，其基本病机为气、血、湿等郁结，壅遏化热；由中气不足、血虚失养、阴精亏虚及阳气虚衰所致者属虚，其基本病机为气、血、阴、阳亏虚 |

## 三、鉴别诊断

内伤发热与外感发热的鉴别

内伤发热的诊断要点已如上述，而外感发热的特点是因感受____而起，起病较____，病程较____，发热初期大多伴有恶寒，其恶寒得衣被而不减，发热的热度大多_____，发热的类型随病种的不同而有所差异，常兼有头身疼痛、鼻塞、流涕、咳嗽、脉浮等症。外感发热由_____，____所致，属实证者居多。

## 四、治疗原则

_____，_____。

## 五、分证论治

| 证型 | 辨证要点 | 治法 | 代表方 |
|------|---------|------|--------|
| 阴虚发热 | 午后潮热，烦躁，少寐多梦，盗汗，苔少甚至无苔，脉细数 | | |
| | 发热，多低热，头晕眼花，面白少华，唇甲色淡，舌质淡，脉细弱 | | |
| | 发热，常在劳累后发作或加剧，倦怠乏力，气短懒言，自汗，易感冒，脉细弱 | 益气健脾，甘温除热 | |
| | 发热而欲近衣被，形寒怯冷，四肢不温，舌淡胖，有齿痕，苔白润，脉沉细无力 | | |

内伤发热的诊断要点已如上述，而外感发热的特点是因感受外邪而起，起病较急，病程较短，发热初期大多伴有恶寒，其恶寒得衣被而不减，发热的热度大多较高，发热的类型随病种的不同而有所差异，常兼有头身疼痛、鼻塞、流涕、咳嗽、脉浮等症。外感发热由感受外邪，正邪相争所致，属实证者居多。

### 四、治疗原则

实火宜清，虚火宜补。

### 五、分证论治

| 证型 | 辨证要点 | 治法 | 代表方 |
|------|---------|------|--------|
| 阴虚发热 | 午后潮热，烦躁，少寐多梦，盗汗，苔少甚至无苔，脉细数 | 滋阴清热 | 清骨散加减 |
| 血虚发热 | 发热，多低热，头晕眼花，面白少华，唇甲色淡，舌质淡，脉细弱 | 益气养血 | 归脾汤加减 |
| 气虚发热 | 发热，常在劳累后发作或加剧，倦怠乏力，气短懒言，自汗，易感冒，脉细弱 | 益气健脾，甘温除热 | 补中益气汤加减 |
| 阳虚发热 | 发热而欲近衣被，形寒怯冷，四肢不温，舌淡胖，有齿痕，苔白润，脉沉细无力 | 温补阳气，引火归原 | 金匮肾气丸加减 |

续表

| 证型 | 辨证要点 | 治法 | 代表方 |
|------|----------|------|--------|
|  | 发热多为低热或潮热，随情绪波动起伏，精神抑郁，烦躁，胁肋胀满，舌红，苔黄，脉弦数 | 疏肝理气，解郁泄热 |  |
|  | 低热，午后热甚，心内烦热，胸闷脘痞，便溏，苔白腻或黄腻，脉濡数 |  |  |
|  | 午后或夜晚发热，口燥咽干，但不多饮，痛处肿块固定，舌青紫或有瘀点瘀斑，脉弦或涩 |  | 血府逐瘀汤加减 |

续表

| 证型 | 辨证要点 | 治法 | 代表方 |
|------|----------|------|--------|
| 气郁发热 | 发热多为低热或潮热，随情绪波动起伏，精神抑郁，烦躁，胁肋胀满，舌红，苔黄，脉弦数 | 疏肝理气，解郁泄热 | 丹栀逍遥散加减 |
| 痰湿郁热 | 低热，午后热甚，心内烦热，胸闷脘痞，便溏，苔白腻或黄腻，脉濡数 | 燥湿化痰，清热和中 | 黄连温胆汤合中和汤加减 |
| 血瘀发热 | 午后或夜晚发热，口燥咽干，但不多饮，痛处肿块固定，舌青紫或有瘀点瘀斑，脉弦或涩 | 活血化瘀 | 血府逐瘀汤加减 |

## 速记歌诀

内伤发热病缠绵，气血精亏脏腑偏，
情志饮食劳倦因，药用发散或苦寒，
阴虚内热清骨散，补中归脾气血研，
金匮肾气阳虚热，丹栀逍遥热郁肝，
痰湿温胆合中和，血瘀热来血府参。

# 第七节　虚　劳

## 一、概念及源流

### 1. 概念

虚劳又称虚损，是以脏腑功能衰退、气血阴阳亏损、日久不复为主要病机，以_____为主要临床表现的多种慢性虚弱证候的总称。

### 2. 源流

| 年代·作者·著作 | 主要贡献 |
|---|---|
| 《素问·通评虚实论》 | 《素问·通评虚实论》所说的"精气夺则虚"可视为虚证的提纲 |
| 《景岳全书》 | 提出"____，____"的治则，在治疗____和____的理论和方药方面有所发展 |
| | 提出"治虚有三本，肺、脾、肾是也。肺为五脏之天，脾为百骸之母，肾为性命之根，治脾、治肺、治肾，治虚之道毕矣" |

## 二、病因病机

### 1. 常见病因

_____，素质不强；_____，损伤五脏；____，损伤脾胃；大病久病，失于调理；_____，损耗精气。

# 第七节　虚　劳

## 一、概念及源流

### 1. 概念

虚劳又称虚损,是以脏腑功能衰退、气血阴阳亏损、日久不复为主要病机,以五脏虚证为主要临床表现的多种慢性虚弱证候的总称。

### 2. 源流

| 年代 · 作者 · 著作 | 主要贡献 |
|---|---|
| 《素问 · 通评虚实论》 | 《素问 · 通评虚实论》所说的"精气夺则虚"可视为虚证的提纲 |
| 《景岳全书》 | 提出"阴中求阳,阳中求阴"的治则,在治疗肾阴虚和肾阳虚的理论和方药方面有所发展 |
| 《理虚元鉴》 | 提出"治虚有三本,肺、脾、肾是也。肺为五脏之天,脾为百骸之母,肾为性命之根,治脾、治肺、治肾,治虚之道毕矣" |

## 二、病因病机

### 1. 常见病因

禀赋薄弱,素质不强;烦劳过度,损伤五脏;饮食不节,损伤脾胃;大病久病,失于调理;误治失治,损耗精气。

2. 病机

| 病位 | 主要在____，尤以脾、肾两脏更为重要 |
|---|---|
| 基本病机 | 为_____，_____，日久不复 |
| 病理性质 | 主要为____、____、____、____的虚损 |

## 三、鉴别诊断

虚劳和肺痨的鉴别

两者鉴别的要点：肺痨系正气不足而被痨虫侵袭所致，主要病位在____，具有_____，以_____为其病理特点，以咳嗽、咳痰、咯血、潮热、盗汗、消瘦为主要临床症状，以养阴清热、补肺杀虫为主要治则。虚劳则由多种原因所导致，久虚不复，病程较_____，____传染性，以脏腑气、血、阴、阳亏虚为基本病机，分别出现五脏气、血、阴、阳亏虚的多种症状，以补虚扶正为基本治则，根据病情的不同而采用益气、养血、滋阴、温阳等法。

## 四、治疗原则

虚劳的治疗以_____为基本原则。在进行补益的时候，一是必须根据病理属性的不同，分别采用益气、养血、滋阴、温阳的方剂；二是要密切结合____的不同而选方用药，以加强治疗的针对性。

同时应注意以下三点：①应重视_____在治疗虚劳中的作用。②对于虚中夹实及兼感外邪者，当_____，_____。③既可_____，亦可_____。

2. 病机

| 病位 | 主要在五脏，尤以脾、肾两脏更为重要 |
|------|-----------------------------------|
| 基本病机 | 为脏腑功能衰退，气血阴阳亏损，日久不复 |
| 病理性质 | 主要为气、血、阴、阳的虚损 |

## 三、鉴别诊断

虚劳和肺痨的鉴别

两者鉴别的要点：肺痨系正气不足而被痨虫侵袭所致，主要病位在肺，具有传染性，以阴虚火旺为其病理特点，以咳嗽、咳痰、咯血、潮热、盗汗、消瘦为主要临床症状，以养阴清热、补肺杀虫为主要治则。虚劳则由多种原因所导致，久虚不复，病程较长，无传染性，以脏腑气、血、阴、阳亏虚为基本病机，分别出现五脏气、血、阴、阳亏虚的多种症状，以补虚扶正为基本治则，根据病情的不同而采用益气、养血、滋阴、温阳等法。

## 四、治疗原则

虚劳的治疗以补益为基本原则。在进行补益的时候，一是必须根据病理属性的不同，分别采用益气、养血、滋阴、温阳的方剂；二是要密切结合五脏病位的不同而选用药物，以加强治疗的针对性。

同时应注意以下三点：①应重视补益脾肾在治疗虚劳中的作用。②对于虚中夹实及兼感外邪者，当补中有泻，扶正祛邪。③既可因虚至病，亦可因病致虚。

## 五、分证论治

| 证型 | 辨证要点 | 治法 | 代表方 |
|------|----------|------|--------|
|  | 咳嗽无力，易于感冒，面白 |  |  |
| 心气虚 | 心悸，气短，神疲，自汗 |  |  |
|  | 食少，食后不舒，便溏 | 健脾益气 |  |
|  | 神疲乏力，腰膝酸软 |  |  |
|  | 心悸怔忡，健忘，面白无华 | 养血宁心 |  |
| 肺阴虚 | 头晕，目眩，胁痛，肢体麻木，筋脉拘急 |  |  |
|  | 干咳，咽燥，咯血，潮热，盗汗 |  |  |
|  | 心悸，烦躁失眠，潮热，盗汗 |  |  |
|  | 口干唇燥，不思饮食，大便燥结，面潮红 | 养阴和胃 |  |
|  | 头痛，眩晕，耳鸣，目干畏光，肢体麻木，筋惕肉瞤 |  |  |
|  | 腰酸，遗精，眩晕，耳鸣，颧红 |  | 左归丸加减 |
|  | 心悸，形寒肢冷 |  |  |

## 五、分证论治

| 证型 | 辨证要点 | 治法 | 代表方 |
|------|----------|------|--------|
| 肺气虚 | 咳嗽无力，易于感冒，面白 | 补益肺气 | 补肺汤加减 |
| 心气虚 | 心悸，气短，神疲，自汗 | 益气养心 | 七福饮加减 |
| 脾气虚 | 食少，食后不舒，便溏 | 健脾益气 | 加味四君子汤加减 |
| 肾气虚 | 神疲乏力，腰膝酸软 | 益气补肾 | 大补元煎加减 |
| 心血虚 | 心悸怔忡，健忘，面白无华 | 养血宁心 | 养心汤加减 |
| 肝血虚 | 头晕，目眩，胁痛，肢体麻木，筋脉拘急 | 补血养肝 | 四物汤加减 |
| 肺阴虚 | 干咳，咽燥，咯血，潮热，盗汗 | 养阴润肺 | 沙参麦冬汤加减 |
| 心阴虚 | 心悸，烦躁失眠，潮热，盗汗 | 滋阴养心 | 天王补心丹加减 |
| 脾胃阴虚 | 口干唇燥，不思饮食，大便燥结，面潮红 | 养阴和胃 | 益胃汤加减 |
| 肝阴虚 | 头痛，眩晕，耳鸣，目干畏光，肢体麻木，筋惕肉𥆧 | 滋养肝阴 | 补肝汤加减 |
| 肾阴虚 | 腰酸，遗精，眩晕，耳鸣，颧红 | 滋补肾阴 | 左归丸加减 |
| 心阳虚 | 心悸，形寒肢冷 | 益气温阳 | 保元汤加减 |

续表

| 证型 | 辨证要点 | 治法 | 代表方 |
|------|----------|------|--------|
| 肾阳虚 | 面色萎黄，食少，形寒，便溏 | | |
| | 腰背酸痛，遗精，畏寒肢冷，下利清谷或五更泄泻 | | |

【加减】

脾气虚：中气不足，改用_____。

肝血虚：血瘀结，新血不生，同服_____。

肾阳虚：遗精，用_____；五更泻，合_____；阳虚水泛，浮肿尿少，合_____。

续表

| 证型 | 辨证要点 | 治法 | 代表方 |
|------|----------|------|--------|
| 脾阳虚 | 面色萎黄，食少，形寒，便溏 | 温中健脾 | 附子理中汤加减 |
| 肾阳虚 | 腰背酸痛，遗精，畏寒肢冷，下利清谷或五更泄泻 | 温补肾阳 | 右归丸加减 |

**【加减】**

脾气虚：中气不足，改用补中益气汤。

肝血虚：血瘀结，新血不生，同服大黄䗪虫丸。

肾阳虚：遗精，用金锁固精丸；五更泻，合四神丸；阳虚水泛，浮肿尿少，合五苓散。

### 速记歌诀

#### 虚劳总括

五脏虚候立为目，气血阴阳大纲辨，

虚劳病势多缠绵，内因外因先后天。

#### 气虚

气虚主在肺脾脏，补肺加味肺虚良，

心气虚则七福饮，肾气加减大补煎。

#### 血虚

血虚须辨心与肝，养心四物汤效验。

#### 阴虚

阴虚在肺沙麦擅，心亏天王补心丹，

脾胃阴虚汤益胃，肝肾补肝左归丸。

#### 阳虚

阳虚里寒为征象，心用拯阳保元汤，

附子理中温脾土，右归丸方复肾阳。

# 第八节 肥 胖

## 一、概念

肥胖是由多种原因导致体内膏脂堆积过多，体重异常增加，并伴有头晕乏力、神疲懒言、少动气短等症状的一类病证。

## 二、病因病机

1. 常见病因

_____、_____、缺乏运动、_____。

2. 病机

| 病位 | 在____及____，但与_____关系密切 |
|------|----------------------------------|
| 基本病机 | _____，酿生痰湿，导致气郁、血瘀、内热壅塞 |

## 三、辨证要点与治疗原则

1. 辨证要点

（1）辨标本虚实

本病多为____之候。本虚要辨明气虚，还是阳虚。标实要辨明痰湿、水湿及瘀血之不同。

（2）辨明脏腑病位

肥胖病有在____、在____、在____的不同，临证时需加详辨。

2. 治疗原则

针对肥胖本虚标实的特点，治疗当以_____为原则。其中_____是治疗本病的最常用方法，贯穿于治疗过程始终。

# 第八节　肥　胖

## 一、概念

肥胖是由多种原因导致体内膏脂堆积过多，体重异常增加，并伴有头晕乏力、神疲懒言、少动气短等症状的一类病证。

## 二、病因病机

1. 常见病因

饮食失节、年老体弱、缺乏运动、先天禀赋。

2. 病机

| 病位 | 在脾胃及肌肉，但与肾虚关系密切 |
|---|---|
| 基本病机 | 胃强脾弱，酿生痰湿，导致气郁、血瘀、内热壅塞 |

## 三、辨证要点与治疗原则

1. 辨证要点

（1）辨标本虚实

本病多为标实本虚之候。本虚要辨明气虚，还是阳虚。标实要辨明痰湿、水湿及瘀血之不同。

（2）辨明脏腑病位

肥胖病有在脾、在肾、在心肺的不同，临证时需加详辨。

2. 治疗原则

针对肥胖本虚标实的特点，治疗当以补虚泻实为原则。其中祛湿化痰法是治疗本病的最常用方法，贯穿于治疗过程始终。

## 四、分证论治

| 证型 | 辨证要点 | 治法 | 代表方 |
|---|---|---|---|
| | 肥胖多食，消谷善饥，便秘，口干苦，苔黄，脉平或数 | | |
| | 体胖，身体重着，肢体困倦，痞满，苔白腻或滑，脉滑 | 化痰利湿，理气消脂 | ____ 加减；或用____ |
| | 肥胖懒动，喜太息，胸闷胁满，男子阳痿，女性月经不调，舌暗有瘀斑，脉滑或涩 | | 血府逐瘀汤加减 |
| | 肥胖，神疲乏力，胸闷脘胀，劳累后明显，舌淡胖，有齿印，脉濡细 | | |
| | 肥胖，四肢不温，或四肢厥冷，舌淡胖，脉沉细 | 补益脾肾，温阳化气 | |

【加减】

脾虚不运：脘痞，合用_____。

脾肾阳虚：表里俱寒，改用_____。

## 四、分证论治

| 证型 | 辨证要点 | 治法 | 代表方 |
|------|----------|------|--------|
| 胃热火郁 | 肥胖多食，消谷善饥，便秘，口干苦，苔黄，脉平或数 | 清胃泻火，佐以消导 | 白虎汤合小承气汤加减 |
| 痰湿内盛 | 体胖，身体重着，肢体困倦，痞满，苔白腻或滑，脉滑 | 化痰利湿，理气消脂 | 导痰汤合四苓散加减；或用保和丸 |
| 气郁血瘀 | 肥胖懒动，喜太息，胸闷胁满，男子阳痿，女性月经不调，舌暗有瘀斑，脉滑或涩 | 理气解郁，活血化瘀 | 血府逐瘀汤加减 |
| 脾虚不运 | 肥胖，神疲乏力，胸闷脘胀，劳累后明显，舌淡胖，有齿印，脉濡细 | 健脾益气，渗利水湿 | 参苓白术散合防己黄芪汤加减 |
| 脾肾阳虚 | 肥胖，四肢不温，或四肢厥冷，舌淡胖，脉沉细 | 补益脾肾，温阳化气 | 真武汤合苓桂术甘汤加减 |

【加减】

脾虚不运：脘痞，合用平胃散。

脾肾阳虚：表里俱寒，改用金匮肾气丸合理中汤加减。

**速记歌诀**

肥胖者本虚标实，胃热白虎承气清，

痰湿导痰合四苓，气郁血瘀血府平，

脾虚参苓防己芪，脾肾阳虚真武苓。

# 第九节　癌　病

## 一、概念

癌病是多种恶性肿瘤的总称，以＿＿＿＿＿＿＿＿为基本特征。临床表现主要为肿块逐渐增大，表面高低不平，质地坚硬，时有疼痛、发热，并常伴见纳差、乏力、日渐消瘦等全身症状。

## 二、病因病机

1. 常见病因

体质内虚、六淫邪毒、七情内伤、饮食失调、宿有旧疾。

2. 病机

| 病位 | 不同癌病的病变部位不同，但其发生发展，与＿＿＿、＿＿＿、＿＿＿的关系较为密切 |
|---|---|
| 病理因素 | ＿＿＿、＿＿＿、＿＿＿、＿＿＿、＿＿＿ |
| 基本病机 | 痰瘀郁毒，阴伤气耗，虚实夹杂，＿＿＿＿＿＿为先 |

## 三、辨证要点与治疗原则

1. 辨证要点

临床首先应辨各种癌病的＿＿＿＿＿＿。

# 第九节 癌 病

## 一、概念

癌病是多种恶性肿瘤的总称，以脏腑组织发生异常增生为基本特征。临床表现主要为肿块逐渐增大，表面高低不平，质地坚硬，时有疼痛、发热，并常伴见纳差、乏力、日渐消瘦等全身症状。

## 二、病因病机

1. 常见病因

体质内虚、六淫邪毒、七情内伤、饮食失调、宿有旧疾。

2. 病机

| 病位 | 不同癌病的病变部位不同，但其发生发展，与肝、脾、肾的关系较为密切 |
|---|---|
| 病理因素 | 气郁、血瘀、痰结、湿聚、热毒 |
| 基本病机 | 痰瘀郁毒，阴伤气耗，虚实夹杂，气郁为先 |

## 三、辨证要点与治疗原则

1. 辨证要点

临床首先应辨各种癌病的脏腑病位。

（1）辨_____

分清痰结、湿聚、气滞、血瘀、热毒的不同，以及有否兼夹。

（2）辨_____

分清虚实标本的主次。

（3）辨脏腑阴阳

分清受病脏腑气血阴阳失调的不同。

（4）辨病程的阶段

明确患者处于早、中、晚期的不同，以选择适当的治法和估计预后。

2. 治疗原则

癌病治疗的基本原则是_____，_____。

## 四、分证论治

| 证型 | 辨证要点 | 治法 | 代表方 |
|------|---------|------|--------|
| | 胸膈痞闷，胀满或刺痛，善太息，舌暗隐紫，脉弦或细涩 | | |
| | 肿块灼热疼痛，发热，热势壮盛，舌黄腻，脉细数或弦细数 | | |
| | 时有发热，身黄，目黄，尿黄，肛门灼热，苔黄腻，脉弦滑或滑数 | 清热利湿，泻火解毒 | 龙胆泻肝汤合_____ |

（1）辨病邪性质

分清痰结、湿聚、气滞、血瘀、热毒的不同，以及有否兼夹。

（2）辨标本虚实

分清虚实标本的主次。

（3）辨脏腑阴阳

分清受病脏腑气血阴阳失调的不同。

（4）辨病程的阶段

明确患者处于早、中、晚期的不同，以选择适当的治法和估计预后。

2. 治疗原则

癌病治疗的基本原则是扶正祛邪，攻补兼施。

## 四、分证论治

| 证型 | 辨证要点 | 治法 | 代表方 |
|------|---------|------|--------|
| 气郁痰瘀 | 胸膈痞闷，胀满或刺痛，善太息，舌暗隐紫，脉弦或细涩 | 行气解郁，化痰祛瘀 | 越鞠丸合化积丸加减 |
| 毒热壅盛 | 肿块灼热疼痛，发热，热势壮盛，舌黄腻，脉细数或弦细数 | 清热解毒，抗癌散结 | 犀角地黄汤合犀黄丸加减 |
| 湿热郁毒 | 时有发热，身黄，目黄，尿黄，肛门灼热，苔黄腻，脉弦滑或滑数 | 清热利湿，泻火解毒 | 龙胆泻肝汤合五味消毒饮加减 |

续表

| 证型 | 辨证要点 | 治法 | 代表方 |
|------|---------|------|--------|
| 瘀毒内阻 | 面色晦暗，或肌肤甲错，胸痛或腰腹疼痛，痛有定处，如锥如刺，舌暗，有瘀斑，脉涩或细弦 | | |
| 阴伤气耗 | 口咽干燥，盗汗，乏力，舌淡红少苔，脉细数或细 | | |
| | 面色无华，唇甲色淡，气短乏力，心悸，目眩眼花 | 益气养血，扶正抗癌 | |

【加减】

毒热壅盛：热毒壅盛者，加＿＿＿＿＿＿＿＿＿。

续表

| 证型 | 辨证要点 | 治法 | 代表方 |
|------|----------|------|--------|
| 瘀毒内阻 | 面色晦暗，或肌肤甲错，胸痛或腰腹疼痛，痛有定处，如锥如刺，舌暗，有瘀斑，脉涩或细弦 | 活血化瘀，理气散结 | 血府逐瘀汤或膈下逐瘀汤加减 |
| 阴伤气耗 | 口咽干燥，盗汗，乏力，舌淡红少苔，脉细数或细 | 益气养阴，扶正抗癌 | 生脉地黄汤加减 |
| 气血双亏 | 面色无华，唇甲色淡，气短乏力，心悸，目眩眼花 | 益气养血，扶正抗癌 | 十全大补汤加减 |

【加减】

毒热壅盛：热毒壅盛者，加梅花点舌丹。

**速记歌诀**

癌病气痰越鞠化，毒热犀角地黄去，
湿热龙胆合五味，瘀毒血府膈下逐，
阴伤气耗生脉黄，气血双亏十全补。

# 第十节　厥　证

## 一、概念及源流

### 1. 概念

厥证是以突然昏倒、不省人事，或伴有四肢逆冷为主要临床表现的一种急性病证。病情轻者，一般在短时内苏醒，醒后无偏瘫、失语或口眼㖞斜等后遗症；病情重者，昏厥时间较长，甚至一厥不复而导致死亡。

### 2. 源流

| 年代·作者·著作 | 主要贡献 |
|---|---|
| 《黄帝内经》 | 《内经》论厥甚多，概括起来可分为两类：一是指突然昏倒，不知人事，如《素问·大奇论》说："暴厥者，不知与人言。"另一是指_____，如《素问·厥论》说："寒厥之为寒也，必从五指而上于膝。" |
| 《伤寒论》《金匮要略》 | 继承了《内经》中_____的论点，而且重在感受外邪所致的发厥 |
| 《诸病源候论》 | 对尸厥的表现进行描述，并探讨其病机是"阴阳离居，营卫不通，真气厥乱，客邪乘之" |

# 第十节 厥 证

## 一、概念及源流

### 1. 概念

厥证是以突然昏倒、不省人事，或伴有四肢逆冷为主要临床表现的一种急性证证。病情轻者，一般在短时内苏醒，醒后无偏瘫、失语或口眼㖞斜等后遗症；病情重者，昏厥时间较长，甚至一厥不复而导致死亡。

### 2. 源流

| 年代·作者·著作 | 主要贡献 |
|---|---|
| 《黄帝内经》 | 《内经》论厥甚多，概括起来可分为两类：一是指突然昏倒，不知人事，如《素问·大奇论》说："暴厥者，不知与人言。"另一是指肢体和手足逆冷，如《素问·厥论》说："寒厥之为寒也，必从五指而上于膝。" |
| 《伤寒论》《金匮要略》 | 继承了《内经》中手足逆冷为厥的论点，而且重在感受外邪所致的发厥 |
| 《诸病源候论》 | 对尸厥的表现进行描述，并探讨其病机是："阴阳离居，营卫不通，真气厥乱，客邪乘之" |

续表

| 年代·作者·著作 | 主要贡献 |
|---|---|
| 《卫生宝鉴》 | 初步提出内伤杂病与外感病厥的不同点。朱丹溪认为厥证系＿＿＿＿＿＿并见，但以手足冷为主 |

## 二、病因病机

1. 常见病因

＿＿＿＿＿、久病体虚、亡血失津、＿＿＿＿＿＿。

2. 病机

| 病位 | 在＿＿，涉及＿＿，与＿＿、＿＿、＿＿、＿＿密切相关 |
|---|---|
| 基本病机 | ＿＿＿＿＿＿，＿＿＿＿＿＿ |

## 三、鉴别诊断

1. 厥证与中风的鉴别

中风以＿＿＿＿＿＿为多见，素体常有肝阳亢盛。其中脏腑者，突然昏仆，并伴有口眼㖞斜、偏瘫等症，神昏时间较长，苏醒后有偏瘫、口眼㖞斜及失语等＿＿＿＿。

2. 厥证与痫病的鉴别

痫病常有先天因素，以青少年为多见。其病情重者，亦为突然昏仆，不省人事，但发作时间＿＿＿，且发作时常伴有号叫、抽搐、口吐涎沫、两目上视、小便失禁等。本病常反复发作，每次症状均相类似，苏醒缓解后＿＿＿＿。此外，还可做＿＿＿检查，以资鉴别。

续表

| 年代·作者·著作 | 主要贡献 |
|---|---|
| 《卫生宝鉴》 | 初步提出内伤杂病与外感病厥的不同点。朱丹溪认为厥证系神昏与手足冷并见，但以手足冷为主 |

## 二、病因病机

1. 常见病因

情志内伤、久病体虚、亡血失津、痰饮内伏。

2. 病机

| 病位 | 在心，涉及脑（清窍），与肝、脾、肾、肺密切相关 |
|---|---|
| 基本病机 | 气机逆乱，升降乖戾，阴阳不相顺接 |

## 三、鉴别诊断

1. 厥证与中风的鉴别

中风以中、老年人为多见，素体常有肝阳亢盛。其中脏腑者，突然昏仆，并伴有口眼㖞斜、偏瘫等症，神昏时间较长，苏醒后有偏瘫、口眼㖞斜及失语等后遗症。

2. 厥证与痫病的鉴别

痫病常有先天因素，以青少年为多见。其病情重者，亦为突然昏仆，不省人事，但发作时间短暂，且发作时常伴有号叫、抽搐、口吐涎沫、两目上视、小便失禁等。本病常反复发作，每次症状均相类似，苏醒缓解后可如常人。此外，还可做脑电图检查，以资鉴别。

### 四、辨证要点与治疗原则

1. 辨证要点

（1）辨病因

厥证的发生常有明显的病因可寻。

（2）辨＿＿＿

此为厥证辨证的关键所在。实证者表现为突然昏仆，面红气粗，声高息促，口噤握拳，或夹痰涎壅盛，舌红苔黄腻，脉洪大有力。虚证者表现为眩晕昏厥，面色苍白，声低息微，口开手撒，或汗出肢冷，舌胖或淡，脉细弱无力。

2. 治疗原则

发作时的治疗原则是 ＿＿＿＿＿＿；醒后则需辨证论治，＿＿＿＿＿＿＿＿＿。

### 五、分证论治

| 证型 | | 辨证要点 | 治法 | 代表方 |
|---|---|---|---|---|
| 气厥 | | 因情志异常、精神刺激而发，突然昏倒，四肢厥冷，口噤拳握，脉伏或沉弦 | 顺气降逆开郁 | |
| | | 因惊恐、过劳或饥寒而发，眩晕昏仆，汗出肢冷，舌淡，脉沉细微 | | |

### 四、辨证要点与治疗原则

1. 辨证要点
（1）辨病因
厥证的发生常有明显的病因可寻。
（2）辨虚实
此为厥证辨证的关键所在。实证者表现为突然昏仆，面红气粗，声高息促，口噤握拳，或夹痰涎壅盛，舌红苔黄腻，脉洪大有力。虚证者表现为眩晕昏厥，面色苍白，声低息微，口开手撒，或汗出肢冷，舌胖或淡，脉细弱无力。

2. 治疗原则
发作时的治疗原则是回厥醒神；醒后则需辨证论治，调治气血。

### 五、分证论治

| 证型 | | 辨证要点 | 治法 | 代表方 |
|---|---|---|---|---|
| 气厥 | 实证 | 因情志异常、精神刺激而发，突然昏倒，四肢厥冷，口噤拳握，脉伏或沉弦 | 顺气降逆开郁 | 五磨饮子加减 |
| | 虚证 | 因惊恐、过劳或饥寒而发，眩晕昏仆，汗出肢冷，舌淡，脉沉细微 | 补气回阳醒神 | 生脉饮、参附汤、四味回阳饮 |

续表

| 证型 | | 辨证要点 | 治法 | 代表方 |
|---|---|---|---|---|
| 实证 | | 因急躁恼怒而发，突然昏倒，面赤唇紫，舌暗红 | | |
| 虚证 | | 因失血过多而发，突然昏厥，口唇无华，舌淡，脉芤或细数无力 | | 急用_____灌服，继服_____ |
| | | 素有咳喘宿痰，多湿多痰，恼怒或剧烈咳嗽后突然昏厥，苔白腻，脉沉滑 | | |
| | | 暴饮暴食，突然昏厥，呕呃酸腐，苔厚腻，脉滑 | 和中消导 | 昏厥若在食后不久，应用_____探吐，再用_____ |

**【加减】**

气厥实证：必要时可先_____。

食厥：便不通者，可用_____。

续表

| 证型 | | 辨证要点 | 治法 | 代表方 |
|---|---|---|---|---|
| 血厥 | 实证 | 因急躁恼怒而发，突然昏倒，面赤唇紫，舌暗红 | 平肝息风，理气通瘀 | 羚角钩藤汤或通瘀煎加减 |
| | 虚证 | 因失血过多而发，突然昏厥，口唇无华，舌淡，脉扎或细数无力 | 补养气血 | 急用独参汤灌服，继服人参养荣汤 |
| 痰厥 | | 素有咳喘宿痰，多湿多痰，恼怒或剧烈咳嗽后突然昏厥，苔白腻，脉沉滑 | 行气豁痰 | 导痰汤加减 |
| 食厥 | | 暴饮暴食，突然昏厥，呕呃酸腐，苔厚腻，脉滑 | 和中消导 | 昏厥若在食后不久，应用盐汤探吐，再用神术散合保和丸 |

**【加减】**
气厥实证：必要时可先鼻饲苏合香丸。
食厥：便不通者，可用小承气汤。

### 速记歌诀

厥证昏仆气逆乱，搐鼻参附针为先，
醒辨气血与痰食，虚实气厥不一般，
气厥实者五磨开，补虚生脉参附赞，
血厥实者羚角通，虚损独参养荣办。
痰厥则需导痰汤，食厥盐汤保和丸。

# 第八章　肢体经络病证

## 第一节　痹　证

### 一、概念及源流

1. 概念

痹证是由于风、寒、湿、热、痰、瘀等邪气_____，影响气血运行，导致肢体、筋骨、关节、肌肉等处发生_____、_____、酸楚麻木，或关节_____、_____、肿大、变形等症状的一种疾病。

2. 源流

| 年代·作者·著作 | 主要贡献 |
|---|---|
| | _____提出了"痹"之病名，对其病因病机、证候分类以及转归、预后做了详细论述。《素问·痹论》曰："所谓痹者，各以其时重感于风寒湿之气也。""风寒湿三气杂至，合而为痹。其风气胜者为行痹，寒气胜者为痛痹，湿气胜者为着痹也。" |

# 第八章　肢体经络病证

## 第一节　痹　证

### 一、概念及源流

1. 概念

痹证是由于风、寒、湿、热、痰、瘀等邪气闭阻经络，影响气血运行，导致肢体、筋骨、关节、肌肉等处发生疼痛、重着、酸楚麻木，或关节屈伸不利、僵硬、肿大、变形等症状的一种疾病。

2. 源流

| 年代·作者·著作 | 主要贡献 |
|---|---|
| 《黄帝内经》 | 《内经》提出了"痹"之病名，对其病因病机、证候分类以及转归、预后做了详细论述。《素问·痹论》曰："所谓痹者，各以其时重感于风寒湿之气也。""风寒湿三气杂至，合而为痹。其风气胜者为行痹，寒气胜者为痛痹，湿气胜者为着痹也。" |

## 二、病因病机

1. 常见病因

| 内因 | _____<br>①_____；②_____ |
|------|-----------------------------------|
| 外因 | 感受_____、_____邪 |

2. 主要病机及转化

| 病位 | 初在_____，久则____，病及_____ |
|------|-----------------------------------|
| 基本<br>病机 | 外邪侵袭____，经络____，不____则痛 |
| 病理<br>性质 | 病初以____为主，病久邪留伤正，可致_____ |
| 病理<br>演变 | 痹证日久，_____痹阻经络，深入骨骱，可出现皮肤瘀斑，关节肿胀、僵硬、变形；或日久____，损及____，虚实相兼；或日久可由经络累及____，出现相应的脏腑病变，其中以____较为多见，《素问·痹论》云："____者，脉不通，烦则心下鼓，暴上气而喘。" |

## 三、鉴别诊断

痹证与痿证的鉴别

鉴别要点首先在于_____，痹证以_____为主，而痿证则为_____，____疼痛症状；其次，要观察肢体的_____情况，痿证是无力运动，而痹证是因痛而影响活动；再者，部分痿证病初即有_____，而痹证则是由于疼痛甚或关节僵直不能活动，日久废而不用导致_____。

## 二、病因病机

### 1. 常见病因

| 内因 | 正气不足<br>①劳逸不当；②体质亏虚 |
|------|-----------------------------------|
| 外因 | 感受风寒湿邪、风湿热邪 |

### 2. 主要病机及转化

| 病位 | 初在肌表经络，久则深入筋骨，病及五脏 |
|------|----------------------------------------|
| 基本<br>病机 | 外邪侵袭肢体，经络闭阻，不通则痛 |
| 病理<br>性质 | 病初以邪实为主，病久邪留伤正，可致虚实夹杂 |
| 病理<br>演变 | 痹证日久，痰浊瘀血痹阻经络，深入骨骱，可出现皮肤瘀斑；关节肿胀、僵硬、变形；或日久耗伤气血，损及肝肾，虚实相兼；或日久可由经络累及脏腑，出现相应的脏腑病变，其中以心痹较为多见，《素问·痹论》云："心痹者，脉不通，烦则心下鼓，暴上气而喘。" |

## 三、鉴别诊断

痹证与痿证的鉴别

鉴别要点首先在于痛与不痛，痹证以关节疼痛为主，而痿证则为肢体力弱，无疼痛症状；其次，要观察肢体的活动障碍情况，痿证是无力运动，而痹证是因痛而影响活动；再者，部分痿证病初即有肌肉萎缩，而痹证则是由于疼痛甚或关节僵直不能活动，日久废而不用导致肌肉萎缩。

## 四、辨证要点与治疗原则

1. 辨证要点

一是辨＿＿＿＿＿＿＿；二是辨＿＿＿＿。痹痛游走不定者为＿＿，属＿＿＿邪盛；痛势较甚，痛有定处，遇寒加重者为＿＿，属＿＿＿邪盛；关节酸痛、重着、漫肿者为＿＿＿＿＿，属＿＿＿邪盛；关节肿胀，肌肤焮红，灼热疼痛为＿＿＿＿，属＿＿＿邪盛；关节疼痛日久，或见＿＿＿＿者为痰；关节肿胀、僵硬，＿＿＿＿＿＿＿，＿＿＿＿＿＿＿等为瘀。

一般说来，痹证新发，风、寒、湿、热、痰、瘀之邪明显者为＿＿；痹证日久，耗伤气血，损及脏腑，肝肾不足者为＿＿。

2. 治疗原则

治疗应以＿＿＿＿为基本原则。根据邪气的偏盛，分别予以祛风、散寒、胜湿、清热、祛痰、化瘀，兼以＿＿＿。久痹正虚者，应重视扶正，以＿＿＿＿＿、＿＿＿＿为法。

## 五、分证论治

| 证型 | 辨证要点 | 治法 | 代表方 |
|---|---|---|---|
| | 关节肌肉酸痛重着，游走不定，遇寒加重，得热痛缓，肿胀散漫，苔薄白或白腻，脉弦紧或濡缓 | | 薏苡仁汤加减 |
| | 游走性关节疼痛，局部灼热红肿，得冷则舒，苔黄或黄腻，脉滑数或浮数 | 清热通络，祛风除湿 | |

## 四、辨证要点与治疗原则

1. 辨证要点

一是辨邪气的偏盛；二是辨虚实。痹痛游走不定者为行痹，属风邪盛；痛势较甚，痛有定处，遇寒加重者为痛痹，属寒邪盛；关节酸痛、重着、漫肿者为着痹，属湿邪盛；关节肿胀，肌肤焮红，灼热疼痛为热痹，属热邪盛；关节疼痛日久，肿胀局限，或见皮下结节者为痰；关节肿胀、僵硬，疼痛不移，肌肤紫暗或瘀斑等为瘀。

一般说来，痹证新发，风、寒、湿、热、痰、瘀之邪明显者为实；痹证日久，耗伤气血，损及脏腑，肝肾不足者为虚。

2. 治疗原则

治疗应以祛邪通络为基本原则。根据邪气的偏盛，分别予以祛风、散寒、胜湿、清热、祛痰、化瘀，兼以舒筋活络。久痹正虚者，应重视扶正，以补肝肾、益气血为法。

## 五、分证论治

| 证型 | 辨证要点 | 治法 | 代表方 |
|------|----------|------|--------|
| 风寒湿痹 | 关节肌肉酸痛重着，游走不定，遇寒加重，得热痛缓，肿胀散漫，苔薄白或白腻，脉弦紧或濡缓 | 祛风散寒，除湿通络 | 薏苡仁汤加减 |
| 风湿热痹 | 游走性关节疼痛，局部灼热红肿，得冷则舒，苔黄或黄腻，脉滑数或浮数 | 清热通络，祛风除湿 | 白虎加桂枝汤、宣痹汤加减 |

续表

| 证型 | 辨证要点 | 治法 | 代表方 |
|------|----------|------|--------|
|  | 关节灼热肿痛，而又遇寒加重，恶风怕冷，苔白罩黄；或关节冷痛喜温，而又手心灼热 |  |  |
|  | 痹证日久，肌肉关节刺痛，固定不移，肌肤紫暗，肢体顽麻重着，关节有硬结、瘀斑，舌紫暗，有瘀斑，苔白腻，脉弦涩 |  |  |
|  | 关节酸痛，劳后加重，形体消瘦，神疲乏力，唇甲淡白，头晕眼花，脉细弱 | 益气养血，和营通络 |  |
|  | 痹证日久，肌肉瘦削，腰膝酸软，或畏寒肢冷，或骨蒸劳热，心烦口干，脉沉细弱或细数 |  |  |

## 【加减】

风寒湿痹：中成药可服用_____。

风湿热痹：邪热化火，壮热烦渴，选用_____加减；中成药可服用_____。

痰瘀痹阻：关节漫肿而有积液，加用小量_____。

续表

| 证型 | 辨证要点 | 治法 | 代表方 |
|------|----------|------|--------|
| 寒热错杂 | 关节灼热肿痛，而又遇寒加重，恶风怕冷，苔白罩黄；或关节冷痛喜温，而又手心灼热 | 温经散寒，清热除湿 | 桂枝芍药知母汤 |
| 痰瘀痹阻 | 痹证日久，肌肉关节刺痛，固定不移，肌肤紫暗，肢体顽麻重着，关节有硬结、瘀斑，舌紫暗、有瘀斑，苔白腻，脉弦涩 | 化痰行瘀，蠲痹通络 | 双合汤加减 |
| 气血虚痹 | 关节酸痛，劳后加重，形体消瘦，神疲乏力，唇甲淡白，头晕眼花，脉细弱 | 益气养血，和营通络 | 黄芪桂枝五物汤加减 |
| 肝肾虚痹 | 痹证日久，肌肉瘦削，腰膝酸软，或畏寒肢冷，或骨蒸劳热，心烦口干，脉沉细弱或细数 | 培补肝肾，通络止痛 | 独活寄生汤加减 |

**【加减】**

风寒湿痹：中成药可服用小活络丸。

风湿热痹：邪热化火，壮热烦渴，选用犀角散加减；中成药可服用当归拈痛丸。

痰瘀痹阻：关节漫肿而有积液，加用小量控涎丹。

### 速记歌诀

痹证风寒湿热乘，闭而为痛痹斯名，
风寒湿者薏苡仁，热痹白虎加桂平，
寒热桂枝芍母汤，痰瘀痹阻双合清，
肝肾独活寄生施，气血虚者芪桂定。

# 第二节 痿 证

## 一、概念及源流

1. 概念

痿证是因外感或内伤，使精血受损，肌肉筋脉失养，以致肢体 _____、_____，不能随意运动或伴有 _____的一种病证。临床以 ____痿弱较为常见，亦称"痿躄"。

2. 源流

| 年代·作者·著作 | 主要贡献 |
|---|---|
| | _____阐述了痿证的病因病机、病证分类及治疗原则。《素问·痿论》指出本病的主要病机是"_____"，将痿证分为皮、脉、筋、骨、肉五痿。在治疗上，《素问·痿论》提出"治痿独取_____"的基本原则 |

## 二、病因病机

1. 常见病因

_____、湿热浸淫、_____、劳病体虚、_____。

# 第二节　痿　证

## 一、概念及源流

1. 概念

痿证是因外感或内伤，使精血受损，肌肉筋脉失养，以致肢体筋脉弛缓，软弱无力，不能随意运动或伴有肌肉萎缩的一种病证。临床以下肢痿弱较为常见，亦称"痿躄"。

2. 源流

| 年底·作者·著作 | 主要贡献 |
|---|---|
| 《黄帝内经》 | 《内经》阐述了痿证的病因病机、病证分类及治疗原则。《素问·痿论》指出本病的主要病机是"肺热叶焦"，将痿证分为皮、脉、筋、骨、肉五痿。在治疗上，《素问·痿论》提出"治痿独取阳明"的基本原则 |

## 二、病因病机

1. 常见病因

感受温毒、湿热浸淫、饮食毒物所伤、劳病体虚、跌仆瘀阻。

2. 主要病机

| 病位 | 在_____，但根于_____ |
|---|---|
| 病理性质 | 本病以_____为多，亦有虚实夹杂者 |
| 基本病机 | 实则_____；虚则_____ |

## 三、辨证要点与治疗原则

1. 辨证要点

（1）辨脏腑病位

痿证初起，症见发热，咳嗽，咽痛，或在热病之后出现肢体软弱不用者，病位多在____；凡见四肢痿软，食少便溏，面浮，下肢微肿，纳呆腹胀，病位多在____；以下肢痿软无力明显，甚则不能站立，腰脊酸软，头晕耳鸣，遗精阳痿，月经不调，咽干目眩，病位多在____。

（2）辨标本虚实

痿证以____为本，或本虚标实。因感受温热毒邪或湿热浸淫者，多急性发病，病程发展较快，属____证；因热邪最易耗津伤正，故疾病早期常见虚实错杂。劳倦内伤，或久病不愈，累及脏腑，主要为肝肾阴虚和脾胃虚弱，多属____证，又常兼夹郁热、湿热、痰浊、瘀血，而虚中有实。跌打损伤，瘀阻脉络；或痿证日久，气虚血瘀，也属常见。

368 考研神器中医综合速记填空本·中医内科学

2. 主要病机

| 病位 | 在筋脉肌肉,但根于五脏虚损 |
|------|------------------------|
| 病理性质 | 本病以热证、虚证为多,亦有虚实夹杂者 |
| 基本病机 | 实则筋脉肌肉受邪,气血运行受阻;虚则气血阴精亏耗,筋脉肌肉失养 |

## 三、辨证要点与治疗原则

1. 辨证要点

(2) 辨脏腑病位

痿证初起,症见发热,咳嗽,咽痛,或在热病之后出现肢体软弱不用者,病位多在肺;凡见四肢痿软,食少便溏,面浮,下肢微肿,纳呆腹胀,病位多在脾胃;以下肢痿软无力明显,甚则不能站立,腰脊酸软,头晕耳鸣,遗精阳痿,月经不调,咽干目眩,病位多在肝肾。

(2) 辨标本虚实

痿证以虚为本,或本虚标实。因感受温热毒邪或湿热浸淫者,多急性发病,病程发展较快,属实证;因热邪最易耗津伤正,故疾病早期常见虚实错杂。劳倦内伤,或久病不愈,累及脏腑,主要为肝肾阴虚和脾胃虚弱,多属虚证,又常兼夹郁热、湿热、痰浊、瘀血,而虚中有实。跌打损伤,瘀阻脉络;或痿证日久,气虚血瘀,也属常见。

2. 治疗原则

瘘证的治疗，虚证宜＿＿＿为主；实证宜＿＿＿为主；虚实夹杂者，当＿＿＿与＿＿＿并施。《内经》提出"治瘘者独取阳明"的原则，重视＿＿＿。瘘证不可＿＿＿，这是另一治瘘原则。正如《丹溪心法》所云："瘘证断不可作风治而用风药。"

## 四、分证论治

| 证型 | 辨证要点 | 治法 | 代表方 |
|------|----------|------|--------|
|  | 发热后肢体软弱无力，皮肤干燥，呛咳少痰，咽干，苔薄黄，脉细数 | 清热润燥，养阴生津 |  |
|  | 肢体困重，痿软无力，下肢或两足为甚，小便赤涩热痛，舌红苔黄腻，脉濡数或滑数 |  |  |
| 脾胃虚弱 | 起病缓慢，少气懒言，纳呆便溏，脉细弱 |  |  |

### 2. 治疗原则

痿证的治疗，虚证宜扶正补虚为主；实证宜祛邪和络为主；虚实夹杂者，当扶正与祛邪并施。《内经》提出"治痿者独取阳明"的原则，重视调治脾胃。痿证不可妄用风药，这是另一治痿原则。正如《丹溪心法》所云："痿证断不可作风治而用风药。"

## 四、分证论治

| 证型 | 辨证要点 | 治法 | 代表方 |
|------|---------|------|-------|
| 肺热津伤 | 发热后肢体软弱无力，皮肤干燥，呛咳少痰，咽干，苔薄黄，脉细数 | 清热润燥，养阴生津 | 清燥救肺汤加减 |
| 湿热浸淫 | 肢体困重，痿软无力，下肢或两足为甚，小便赤涩热痛，舌红苔黄腻，脉濡数或滑数 | 清热利湿，通利经脉 | 加味二妙散加减 |
| 脾胃虚弱 | 起病缓慢，少气懒言，纳呆便溏，脉细弱 | 补中益气，健脾升清 | 参苓白术散或补中益气汤加减 |

| 证型 | 辨证要点 | 治法 | 代表方 |
|---|---|---|---|
|  | 肢体痿软无力，下肢明显，腰膝酸软，眩晕耳鸣，舌红少苔，脉细数 | 补益肝肾，滋阴清热 |  |
|  | 久病四肢痿弱，肌肤甲错，舌暗淡，有瘀斑，脉细涩 |  |  |

**【加减】**

肺热津伤：口干咽干较甚，宜用_____。

脾胃虚弱：脾虚湿盛，可用_____。

肝肾亏损：阴阳两虚，用_____；热甚，用_____。

脉络瘀阻：瘀血久留，可用_____。

续表

| 证型 | 辨证要点 | 治法 | 代表方 |
|------|----------|------|--------|
| 肝肾亏损 | 肢体痿软无力，下肢明显，腰膝酸软，眩晕耳鸣，舌红少苔，脉细数 | 补益肝肾，滋阴清热 | 虎潜丸加减 |
| 脉络瘀阻 | 久病四肢痿弱，肌肤甲错，舌暗淡，有瘀斑，脉细涩 | 益气养营，活血行瘀 | 圣愈汤或补阳还五汤加减 |

**【加减】**

肺热津伤：口干咽干较甚，宜用益胃汤。

脾胃虚弱：脾虚湿盛，可用六君子汤。

肝肾亏损：阴阳两虚，用鹿角胶丸或加味四斤丸；热甚，用六味地黄丸。

脉络瘀阻：瘀血久留，可用圣愈汤送服大黄䗪虫丸。

### 速记歌诀

痿证筋脉软无力，温度湿热食劳阻，

肺热津伤清燥救，湿热浸淫二妙助，

补中参苓益脾胃，虎潜加减肝肾固，

圣愈补阳通脉络，脏腑虚实治痿取。

# 第三节　颤　证

## 一、概念及源流

### 1. 概念

颤证是指由内伤积损或其他慢性病证致筋脉失荣、失控，以头身、肢体不自主地＿＿＿＿、＿＿＿＿为主要临床表现的一种病证。古代亦称"颤振"或"振掉"。

### 2. 源流

| 年代·作者·著作 | 主要贡献 |
|---|---|
|  | ＿＿＿＿＿＿称本病为"掉""振掉"。《素问·五常政大论》描述了其临床表现，如"其病动摇""掉眩巅疾""掉振鼓栗"。《素问·至真要大论》谓"诸风掉眩，皆属于肝"，指出病变在肝。《素问·脉要精微论》载"骨者髓之府，不能久立，行则振掉，骨将惫矣"，明确了病变与"髓"有关。《内经》的论述为后世阐述本病奠定了基础 |

## 二、病因病机

### 1. 常见病因

年老体虚、＿＿＿＿＿＿＿＿、＿＿＿＿、劳逸失当。

## 第三节　颤　证

### 一、概念及源流

1. 概念

颤证是指由内伤积损或其他慢性病证致筋脉失荣、失控，以头身、肢体不自主地摇动、颤抖为主要临床表现的一种病证。古代亦称"颤振"或"振掉"。

2. 源流

| 年代·作者·著作 | 主要贡献 |
|---|---|
| 《黄帝内经》 | 《内经》称本病为"掉""振掉"。《素问·五常政大论》描述了其临床表现，如"其病动摇""掉眩巅疾""掉振鼓栗"。《素问·至真要大论》谓"诸风掉眩，皆属于肝"，指出病变在肝。《素问·脉要精微论》载"骨者髓之府，不能久立，行则振掉，骨将惫矣"，明确了病变与"髓"有关。《内经》的论述为后世阐述本病奠定了基础 |

### 二、病因病机

1. 常见病因

年老体虚、情志过极、饮食不节、劳逸失当。

2. 病机

| 病位 | 在____，与____、____、____等关系密切 |
|------|-----------------------------------------|
| 病理性质 | 总属_____。本为_____，其中以____为主；标为风、火、痰、瘀为患 |
| 基本病机 | _____，_____ |

### 三、鉴别诊断

颤证与瘈疭的鉴别

瘈疭多见于急性热病或某些慢性疾病急性发作时，症见手足屈伸牵引，常伴发热、神昏、两目上视、_____；颤证为一慢性疾患，以头部、肢体不自主地摇动、颤抖为主要临床表现，一般____、_____及其他特殊神志改变症状，手足颤抖而无抽搐牵引。再结合病史分析，辅以实验室及颅脑 CT、MRI 等检查，两者不难鉴别。

### 四、治疗原则

本病的初期，治疗当以____、____、____为主；病程较长，本虚之象逐渐突出，治疗当以_____、_____、____为主，兼以息风通络。由于本病多发于中老年人，因此治疗更应重视_____，_____。

2. 病机

| 病位 | 在筋脉，与肝、肾、脾等关系密切 |
| 病理性质 | 总属本虚标实。本为气血阴阳亏虚，其中以阴津精血亏虚为主；标为风、火、痰、瘀为患 |
| 基本病机 | 肝风内动，筋脉失养 |

### 三、鉴别诊断

颤证与瘛疭的鉴别

瘛疭多见于急性热病或某些慢性疾病急性发作时，症见手足屈伸牵引，常伴发热、神昏、两目上视、头、手颤动；颤证为一慢性疾患，以头部、肢体不自主地摇动、颤抖为主要临床表现，一般无发热、神昏及其他特殊神志改变症状，手足颤抖而无抽搐牵引。再结合病史分析，辅以实验室及颅脑 CT、MRI 等检查，两者不难鉴别。

### 四、治疗原则

本病的初期，治疗当以清热、化痰、息风为主；病程较长，本虚之象逐渐突出，治疗当以滋补肝肾、益气养血、调补阴阳为主，兼以息风通络。由于本病多发于中老年人，因此治疗更应重视补益肝肾，以求治本。

## 五、分证论治

| 证型 | 辨证要点 | 治法 | 代表方 |
|------|---------|------|--------|
| | 肢体颤动，眩晕耳鸣，面赤烦躁，舌质红，苔黄，脉弦 | 镇肝息风，舒筋止颤 | |
| | 头摇肢颤，胸脘痞闷，口苦口黏，甚则口吐痰涎，苔黄腻，脉弦滑数 | | |
| | 头摇肢颤，面色㿠白，表情淡漠，神疲乏力，心悸健忘，眩晕 | 益气养血，濡养筋脉 | |
| 阴虚风动 | 头摇肢颤，筋脉拘急，肌肉瞤动，舌红少苔，脉细数 | | |
| | 头摇肢颤，筋脉拘挛，畏寒肢冷，小便清长，大便溏，脉沉细无力 | | |

## 五、分证论治

| 证型 | 辨证要点 | 治法 | 代表方 |
|---|---|---|---|
| 风阳内动 | 肢体颤动，眩晕耳鸣，面赤烦躁，舌质红，苔黄，脉弦 | 镇肝息风，舒筋止颤 | 天麻钩藤饮合镇肝息风汤 |
| 痰热风动 | 头摇肢颤，胸脘痞闷，口苦口黏，甚则口吐痰涎，苔黄腻，脉弦滑数 | 清热化痰，平肝息风 | 导痰汤合羚角钩藤汤 |
| 气血亏虚 | 头摇肢颤，面色㿠白，表情淡漠，神疲乏力，心悸健忘，眩晕 | 益气养血，濡养筋脉 | 人参养荣汤 |
| 阴虚风动 | 头摇肢颤，筋脉拘急，肌肉瞤动，舌红少苔，脉细数 | 滋补肝肾，育阴息风 | 大定风珠 |
| 阳气虚衰 | 头摇肢颤，筋脉拘挛，畏寒肢冷，小便清长，大便溏，脉沉细无力 | 补肾助阳，温煦筋脉 | 地黄饮子 |

### 速记歌诀

颤证摇动不自制，肝风内动筋失养，
风阳天麻来镇肝，痰热羚角导痰汤，
气血人参补养荣，阴虚风动需定风，
阳气虚衰地黄饮，标本虚实需辨清。

# 第四节　痉　证

## 一、概念及源流

1. 概念

痉证是以 _____，_____，甚至口噤、角弓反张为主要临床表现的一种病证，古亦称为"痓"。部分危重患者可有神昏谵语等意识障碍。

2. 源流

_____对痉证有较多论述。《素问·至真要大论》说"诸痉项强，皆属于 ____"；"诸暴强直，皆属于____"。《金匮要略》明确了外感表实无汗为刚痉，表虚有汗为柔痉，并认为表证过汗、风寒误下、疮家误汗以及产后血虚、汗出中风等误治、失治也可以致痉。

## 二、病因病机

1. 常见病因

_____、久病过劳、_____。

2. 病机

| 病位 | 在____，属____所主。病变脏腑除____以外，尚与____、____、____等脏腑密切相关 |
| --- | --- |
| 病理性质 | 病理性质有虚实两个方面：虚为 _____；_____，实为_____ |

# 第四节 痉 证

## 一、概念及源流

1. 概念

痉证是以项背强直，四肢抽搐，甚至口噤、角弓反张为主要临床表现的一种病证，古亦称为"痉"。部分危重患者可有神昏谵语等意识障碍。

2. 源流

《内经》对痉证有较多论述。《素问·至真要大论》说"诸痉项强，皆属于湿"；"诸暴强直，皆属于风"。《金匮要略》明确了外感表实无汗为刚痉，表虚有汗为柔痉，并认为表证过汗、风寒误下、疮家误汗以及产后血虚、汗出中风等误治、失治也可以致痉。

## 二、病因病机

1. 常见病因

感受外邪、久病过劳、亡血伤津。

2. 病机

| 病位 | 在筋脉，属肝所主。病变脏腑除肝以外，尚与脾、胃、肾等脏腑密切相关 |
| --- | --- |
| 病理性质 | 病理性质有虚实两个方面：虚为脏腑虚损，气血津液不足；实为邪气壅盛 |

续表

| 基本病机 | 阴虚血少，筋脉失养 |
|---|---|

### 三、辨证要点与治疗原则

1. 辨证要点

①辨＿＿＿：有无恶寒、发热。

②辨＿＿＿。

2. 治疗原则

急则＿＿＿＿＿＿＿以治其标，缓则＿＿＿以治其本。由于津伤血少在痉证的发生中具有重要作用，所以＿＿＿＿＿＿就成为治疗痉证的重要方法。

### 四、分证论治

| 证型 | 辨证要点 | 治法 | 代表方 |
|---|---|---|---|
| | 头痛，项背强直，恶寒发热，脉浮紧 | 祛风散寒，燥湿和营 | |
| | 高热头痛，项背强急，四肢抽搐，脉弦细而数 | | |
| | 壮热汗出，项背强急，腹满便结，苔黄燥，脉弦数 | 清泄胃热，增液止痉 | |

续表

| 基本病机 | 阴虚血少，筋脉失养 |
|---|---|

### 三、辨证要点与治疗原则

1. 辨证要点
①辨外感与内伤：有无恶寒、发热。
②辨虚实。
2. 治疗原则
急则舒筋解痉以治其标，缓则养血滋阴以治其本。由于津伤血少在痉证的发生中具有重要作用，所以滋养营阴就成为治疗痉证的重要方法。

### 四、分证论治

| 证型 | 辨证要点 | 治法 | 代表方 |
|---|---|---|---|
| 邪壅经络 | 头痛，项背强直，恶寒发热，脉浮紧 | 祛风散寒，燥湿和营 | 羌活胜湿汤加减 |
| 肝经热盛 | 高热头痛，项背强急，四肢抽搐，脉弦细而数 | 清肝潜阳，息风镇痉 | 羚角钩藤汤加减 |
| 阳明热盛 | 壮热汗出，项背强急，腹满便结，苔黄燥，脉弦数 | 清泄胃热，增液止痉 | 白虎汤合增液承气汤加减 |

续表

| 证型 | 辨证要点 | 治法 | 代表方 |
|------|---------|------|--------|
| | 项背强急，四肢抽搐，胸脘满闷，舌苔白腻，脉滑或弦滑 | | |
| 阴血亏虚 | 项背强急，四肢麻木，自汗，神疲气短，舌红无苔，脉细数 | | |

**【加减】**

邪壅经络：发热，不恶寒，汗出，用_____。

风痰入络：痰蒙清窍，昏厥抽搐，用_____。

续表

| 证型 | 辨证要点 | 治法 | 代表方 |
|------|---------|------|--------|
| 风痰入络 | 项背强急，四肢抽搐，胸脘满闷，舌苔白腻，脉滑或弦滑 | 祛风化痰，通络止痉 | 真方白丸子加减 |
| 阴血亏虚 | 项背强急，四肢麻木，自汗，神疲气短，舌红无苔，脉细数 | 滋阴养血，息风止痉 | 四物汤合大定风珠加减 |

**【加减】**

邪壅经络：发热，不恶寒，汗出，用栝蒌桂枝汤。

风痰入络：痰蒙清窍，昏厥抽搐，用竹沥加姜汁冲服安宫牛黄丸。

### 速记歌诀

痉证背直肢抽搐，邪壅经络羌活胜，
肝热羚角钩藤清，阳明热盛白虎承，
风痰真方白丸络，阴虚四物大定风。

# 第五节　腰　痛

## 一、概念

　　腰痛又称"腰脊痛"，是以一侧或两侧腰部疼痛为主要症状的一种病证。急性腰痛，病程较短，轻微活动即可引起一侧或两侧腰部疼痛加重，脊柱两旁常有明显的按压痛。慢性腰痛，病程较长，缠绵难愈，腰部多＿＿＿或＿＿＿。常因体位不当、劳累过度、天气变化等因素而加重。

## 二、病因病机

1. 常见病因

　　＿＿＿＿＿、闪挫跌仆、＿＿＿＿＿。

2. 病机

| 病位 | 病位在＿＿，与＿＿＿＿、＿＿＿、任、督、带等经脉密切相关 |
|---|---|
| 基本病机 | ＿＿＿＿＿，＿＿＿＿。外感腰痛由外邪痹阻经脉，气血运行不畅所致；内伤腰痛多由肾精气亏虚，腰府失其濡养、温煦所致 |
| 病理性质 | 病理性质虚实不同，但以＿＿＿＿为多，或见＿＿＿＿ |

## 第五节　腰　痛

### 一、概念

腰痛又称"腰脊痛",是以一侧或两侧腰部疼痛为主要症状的一种病证。急性腰痛,病程较短,轻微活动即可引起一侧或两侧腰部疼痛加重,脊柱两旁常有明显的按压痛。慢性腰痛,病程较长,缠绵难愈,腰部多隐痛或酸痛。常因体位不当、劳累过度、天气变化等因素而加重。

### 二、病因病机

1. 常见病因
外邪侵袭、闪挫跌仆、年老久病。
2. 病机

| 病位 | 病位在腰,与肾及足太阳、足少阴、任、督、带等经脉密切相关 |
|---|---|
| 基本病机 | 经脉痹阻,腰府失养。外感腰痛由外邪痹阻经脉,气血运行不畅所致;内伤腰痛多由肾精气亏虚,腰府失其濡养、温煦所致 |
| 病理性质 | 病理性质虚实不同,但以虚证为多,或见本虚标实 |

### 三、辨证要点与治疗原则

1. 辨证要点

（1）辨_____

邪实者，病史短，发病急骤，痛势剧烈，拒按，多由____所致。正虚者，病史久，反复发作，痛势绵绵，喜按，多由____所致。

（2）分清_____

腰痛酸胀重着，属____；兼有冷感，得热则舒，属____；腰痛兼有灼热感，为____；腰痛如锥如刺，难以转侧，动则痛剧，为____；腰痛酸软无力，劳则为甚，多属____。

2. 治疗原则

腰痛治疗当分标本虚实。感受外邪属实，治宜_____，根据寒湿、湿热的不同，分别予以_____、_____；外伤腰痛属实，治宜____、____为主；内伤致病多属虚，治宜____为主，兼_____；虚实兼见者，宜辨主次轻重，标本兼顾。

治疗腰痛应注意_____，但在外邪偏盛时，则应急则治其标，先祛邪，后治本。

### 四、分证论治

| 证型 | 辨证要点 | 治法 | 代表方 |
|------|----------|------|--------|
|  | 腰部冷痛重着，寒冷和阴雨天加重，苔白腻，脉沉迟缓 | 散寒祛湿，温经通络 |  |

## 三、辨证要点与治疗原则

1. 辨证要点

（1）辨邪实与正虚

邪实者，病史短，发病急骤，痛势剧烈，拒按，多由外邪所致。正虚者，病史久，反复发作，痛势绵绵，喜按，多由肾虚所致。

（2）分清病理因素

腰痛酸胀重着，属湿；兼有冷感，得热则舒，属寒湿；腰痛兼有灼热感，为湿热；腰痛如锥如刺，难以转侧，动则痛剧，为瘀血；腰痛酸软无力，劳则为甚，多属肾虚。

2. 治疗原则

腰痛治疗当分标本虚实。感受外邪属实，治宜祛邪通络，根据寒湿、湿热的不同，分别予以散寒行湿、清热利湿；外伤腰痛属实，治宜理气通络、活血祛瘀为主；内伤致病多属虚，治宜补肾为主，兼顾肝脾；虚实兼见者，宜辨主次轻重，标本兼顾。

治疗腰痛应注意补肾固本，但在外邪偏盛时，则应急则治其标，先祛邪，后治本。

## 四、分证论治

| 证型 | 辨证要点 | 治法 | 代表方 |
|------|----------|------|--------|
| 寒湿腰痛 | 腰部冷痛重着，寒冷和阴雨天加重，苔白腻，脉沉迟缓 | 散寒祛湿，温经通络 | 甘姜苓术汤加减 |

续表

| 证型 | 辨证要点 | 治法 | 代表方 |
|------|----------|------|--------|
| 湿热腰痛 | 腰痛重着而灼热，暑湿阴雨天加重，苔黄腻，脉濡数或弦数 | | |
| | 腰痛如刺或如折，痛有定处，痛处拒按，轻则俯仰不便，重则不能转侧，舌暗紫，有瘀斑，脉涩 | 活血化瘀，理气通络 | |
| | 腰隐痛，酸软无力，缠绵不愈，喜揉喜按，遇劳更甚，怕冷，手足不温，心烦，口燥咽干，手足心热，舌红少苔，脉细数 | | |

【加减】

寒湿腰痛：中成药可服用_____。

肾虚腰痛：无明显阴阳偏虚者，可服用_____。

续表

| 证型 | 辨证要点 | 治法 | 代表方 |
|------|----------|------|--------|
| 湿热腰痛 | 腰痛重着而灼热，暑湿阴雨天加重，苔黄腻，脉濡数或弦数 | 清热利湿，舒筋通络 | 四妙丸加减 |
| 瘀血腰痛 | 腰痛如刺或如折，痛有定处，痛处拒按，轻则俯仰不便，重则不能转侧，舌暗紫，有瘀斑，脉涩 | 活血化瘀，理气通络 | 身痛逐瘀汤或抵当汤加减 |
| 肾虚腰痛 | 腰隐痛，酸软无力，缠绵不愈，喜揉喜按，遇劳更甚，怕冷，手足不温，心烦，口燥咽干，手足心热，舌红少苔，脉细数 | 肾精不足，腰脊失养 | 右归丸或左归丸加减 |

## 【加减】

寒湿腰痛：中成药可服用大活络丹。

肾虚腰痛：无明显阴阳偏虚者，可服青娥丸。

### 速记歌诀

腰痛悠悠酸无力，肾着沉沉不转移，
若还湿热伴热感，痛如锥刺属血瘀。
四妙湿热腰痛施，甘姜苓术寒湿立，
左右归丸肾阴阳，身痛逐瘀勿劳欲。